渡辺尚彦

# クスリを飲まずに、血圧を下げる方法

健康人新書
廣済堂出版

# はじめに　クスリをラクラクやめるための本

現在、国内で高血圧の症状がある人はおよそ4300万人以上と推計されています。

なんと全人口の約3分の1が高血圧ということになります。

50代以上の層では、恐ろしいことに2人に1人が高血圧なのです。

これだけ患う人が多いにもかかわらず、ときに軽視されてきたのが高血圧です。

もしかしたら、患う人が多いからこそ、軽視されてしまったのかもしれません。


私は35年以上、高血圧の患者さんを診《み》てきています。

最近、心配しているのは、「自己判断でクスリをやめてしまい、血圧が高いままになり、重大な疾患に襲われる可能性がある人が増えている」ことです。

重大な疾患とは、脳卒中《のうそっちゅう》や心臓疾患《しんぞうしっかん》などです。

高血圧は、すでに知られているように、それらのリスクを上げるからです。

たしかに、降圧薬（クスリ）を服用するには、お金や通院時間もかかるし、副作用もないとはいえません。

実際、２０１６年、「降圧薬の副作用で死亡」というニュースまで流れました。

私が診ている患者さんの中にも、

「クスリをやめたいです」

とおっしゃる方がいらっしゃいます。

実際に私の指導によって、最終的にクスリをやめられたり、減らせた方もたくさんいらっしゃいます。

「努力なくしてごほうびなし」

自己判断でクスリをやめてしまうのではなく、まず先に、自分を守るため、血圧を下げるのに必要な生活習慣の改善をしっかりと身につけて、クスリをやめても大丈夫なようにしていただきたいのです。

そのためにこの本を書きました。

私は１９８７年の夏以降、年中、携帯式の血圧計を装着し、30年近くも24時間にわたって自分の血圧を測り続けています。

その結果、血圧はどのような時刻、季節、行為のときに上下するのか、細かくわかるようになりました。私自身の血圧測定結果は、患者さんの治療法や生活習慣指導、クスリの選び方などの参考にもなっています。

このような生活を続けているうちに、研究という目的を超えて、血圧を測るのが楽しみになってきました。

今では血圧測定が私のライフワークになりました。

以下、本書では血圧を正常に保つための、さまざまな工夫と智恵をテーマごとにまとめていきます。

高血圧の基本的なことを学び、リスクも把握したうえで、食生活、生活習慣、クスリ選び……と、高血圧予防と治療に欠かせない情報を知りましょう。

そして、本書の最終的にめざす方向、それは「クスリ（サプリや健康食品も含め）を減らしたり飲まなくても血圧を下げ、適正に保てるようにする」ということです。

すでにクスリを飲んでいる人にも、それはあてはまります。

さまざまな工夫をムリなく続け、積み重ねていけば、クスリの量や服用回数を徐々に減らしたり、究極的にはクスリをなくしたりすることも不可能ではないかもしれません。

ぜひ、本書を参考にしてください。

目次

# クスリを飲まずに、血圧を下げる方法

## ３章　減塩をラクラク続ける食事とレシピの裏ワザ

## 4章 生活習慣で血圧を徐々に下げる

## 5章　高血圧の恐ろしさとメカニズムを知ろう

## 6章　知っておきたいクスリの基礎知識

制作スタッフ
構成／楠本亘
編集協力／大西華子
イラスト／みわまさよ
校正／矢島規男
ＤＴＰ／三協美術
編集／江波戸裕子（株式会社廣済堂出版）

# 序章

## クスリを飲まなければならない人　飲まなくてもよい人

# クスリはいきなりではなく、「自衛方法」を確立してからやめる

本書の目次をご覧いただくとわかりますが、クスリ（降圧薬）の話は、後段の6章に配置しています。

なにしろ、「はじめに」でも述べたよう、「クスリに頼らずに血圧を下げる」のが本書の究極の目標です。

血圧を下げるには、安易にクスリに頼る前に、あるいはクスリの服用と並行して行うべきもっとも大切な食事や生活習慣改善に重きを置くべきです。

それらを前半で解説していきます。

とはいえ、自己判断でいきなりクスリをやめたり、避けたりするのは大変危険です。

残念ながら、クスリを飲まなければならない人は確実に存在します。

日本高血圧学会などが定める血圧の正常値をつねに上回っている高血圧の人。

腎臓などにもともと障害があり、血液をきれいにする腎機能などに問題がある人。

以前に心筋梗塞《しんきんこうそく》などを起こした経験のある高血圧の人。

年齢は若く健康でも、妊娠高血圧症候群などの影響で高血圧が起こっている妊婦さん。

数えればキリがありませんが、**要は、医師から「降圧薬を飲んでください」といわれている人が、クスリを飲まなければならない人です。**

**逆にいえば、クスリを飲まなくてよい人とは、医師から「もうクスリをやめてもいいでしょう」といわれた人**なのです。

くれぐれも、自身の勝手な判断や希望的観測でクスリの服用をやめたり拒否したりしないでください。


では、クスリを安全にやめるにはどうしたらよいでしょうか?

それは、クスリをやめる前に、まず自分を守ること、つまり「自衛」することです。

「自衛」とは、食事や生活習慣を適正に改善することです。

後述しますが、もっとも手っ取り早い方法が、「減塩」です。

外食や家の食事で過剰な塩分摂取を控える。

あるいは、家庭でガブ飲みしているスポーツドリンク（塩分が大変に多いです！）をお茶などに換える。

調味料はできるだけ量を減らす。

こうした日々の努力の積み重ねが、血圧を下げるのです。

運動も高血圧を予防します。

日に30分程度の有酸素運動（早足ウォーキングなど。10分×3回などの小分けでも可）を毎日続けることで、血圧を上げるホルモンも減り、血管を拡張させる体内物質も増えます。

ほかにも生活習慣のさまざまな工夫ができますが、4章で詳しくお話しします。

すぐにクスリをやめられなくても、**こうした食や生活習慣の改善を続けていくことが、いずれクスリの量と回数を減らし、医師と相談したうえで、最終的には服用をやめることに、きっと役立ちます。**

クスリをやめれば、お金も通院の時間も節約でき、副作用などによる体への負担も減り、生活の質がさらに上がるのです。国の税金も、もっと有意義に使えるというわけです。

ただし、血圧を下げる方法を継続する努力を、引き続き怠ってはなりません。

ハッキリいうと、クスリを飲むほうがかんたんなのです。

## 夏は血圧が下がったと勘違いしがち

暑い日には血管が拡がり、血液が流れやすくなることから血圧は下がる傾向にあります。

そのため、冬場や春秋に比べると、夏の２～３カ月ほどの間は、血圧が下がる人も多いのです。

また血圧は、一日の中でも、一般に朝方高くなり、夕方や夜にかけて低くなります。

このように、血圧は外気の温度や生活サイクル、生活習慣（前日に晩酌しているかどうかなど）によって、刻々と変化するものなのです。

たとえば、秋、冬、春と９カ月ほど降圧薬を飲み続けて、家庭で血圧の計測を続けていたとします。

９カ月間は、家庭での高血圧の基準である値（収縮期《しゅうしゅくき》の最大血圧で１３５㎜Hg。詳細は５章）を上回っていたものの、気温が上がる夏に入って、基準値を下回るようになることもあります。

「高血圧が治った。明日からクスリは中止しよう」

決して、このような判断はしないでください。

脳卒中への近道になるかもしれないからです。

**暑い夏だと血圧が低めに出ますが、秋冬になれば血圧は再び上がります**（もちろん、努力して適切な生活習慣を守っていれば、減塩や運動の効果が出る場合もあります）。

勝手な希望的観測でクスリをやめてしまうと、最悪の場合、重大な疾患を起こして手遅れになることがあります。

## ■副作用を嫌ってクスリをやめてしまうことも

別の理由から血圧が下がり、クスリを勝手にやめてしまう人もいます。

それは、クスリの副作用によるものです。

詳細は6章でも述べますが、**降圧薬の種類によっては頭痛やセキ、顔の紅潮、起立したときに低血圧を起こす**（**起立性低血圧**）、**などの副作用が出ることがあります**。しかし、そうした症状を嫌って、自己判断で降圧薬の服用をやめてしまえば、血圧が上がって、重病を引き起こすリスクが高まる可能性が出てきます。

現在は、クスリの種類や組み合わせ方もさまざまに増え、仮に最初に処方されたクスリで副作用が出ても、医師と相談してクスリの種類や量を調整すれば、さほど大きな副作用は出ないですむようになりました。

医師がクスリを飲むべきだ、といっている間は、自分勝手な判断で服用をやめないこと。それが大原則なのです。

とはいえ、あまり副作用の話ばかりをすると、その症状を怖がり、クスリを飲まなくなる人が増えてしまうので、説明する加減が難しいところです。

病院できちんと処方されているように見えても、実際にクスリを「飲んで」いるのは家庭のゴミ箱だったという笑えない話がたくさんあります。

これは健康的にも経済的にも大問題なのです。

### 降圧目標

| | | 家庭血圧 |
|---|---|---|
| 若年、中年、前期高齢者患者※ | ➡ | 135/85mmHg未満 |
| 後期高齢者患者※※ | ➡ | 145/85mmHg未満（目安）（忍容性があれば135/85mmHg未満） |
| 糖尿病患者 | ➡ | 125/75mmHg未満 |
| CKD患者（蛋白尿陽性） | ➡ | 125/75mmHg未満（目安） |
| 脳血管障害患者<br>冠動脈疾患患者 | ➡ | 135/75mmHg未満（目安） |

※　前期高齢者：65歳以上の方
※※後期高齢者：75歳以上の方
日本高血圧学会 高血圧治療ガイドライン2014より

## 医者でも気づかない「仮面高血圧」

高血圧の基準については、5章で後述しますが、外来で何度か血圧を検査し、外来血圧が「正常」のお墨付きをもらった人でも安心はできない場合があります。

というのは、外来で血圧が正常でも、家庭や職場で測ると基準を超えてしまう隠れ高血圧の人がいるからです。

このような人を、高血圧がマスクされているので、「仮《か》面《めん》高《こう》血《けつ》圧《あつ》（masked hypertension)」と呼んでいます。

たとえば、仕事が多忙だったり、過酷なノルマや上司からのパワハラまがいのきつい言動にストレスや緊張を感じたり、職場でタバコを吸うことが多い人は、それらが原因で職場では慢性的に血圧が高くなってしまうのです。

また、前日の過度の飲酒などが原因で、早朝、家庭で血圧を測ると基準を上回る「早朝高血圧」の傾向の人もいます。

これらの例では、外来で血圧を測っても低いか、正常の場合があります。

とくに複数の生活習慣病を抱えていたり、肥満の傾向が強い人などでは要注意です。

あるいは、外来で高血圧の診断を受け、降圧薬を処方されている人の中にも仮面高血圧の人がいます。この場合、クスリの効果が切れている朝の時間帯に、血圧が上昇します。

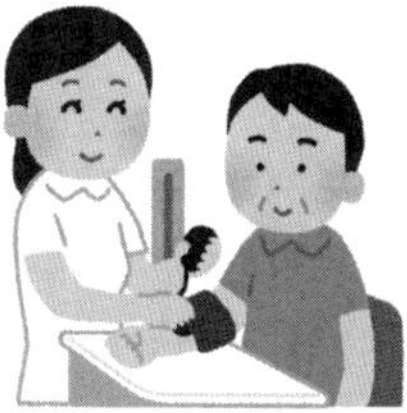

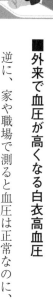

まず、家庭で血圧を測定し、医師と相談のうえ、クスリの種類や量を調整してもらうべきでしょう。

## ■外来で血圧が高くなる白衣高血圧

逆に、家や職場で測ると血圧は正常なのに、なぜか外来で測ってもらうと高血圧になる、という人もいます。

多くは、病院に苦手意識をもっていたり、日ごろから上がり性気味で、白衣を着た医師の前で緊張して、血圧が上がってしまうのです。また、いつもの担当者とはちがう医師や看護師が血圧を測定すると、緊張がより高まって高血圧を示す例もあります。

このようなことから、こういった状態を「白衣高血圧《はくいこうけつあつ》」と呼んでいます。

私の経験では、外来患者の約半数の方に白衣高血圧の傾向がありました。

白衣高血圧の人でも、一度血圧を測った後、ゆっくり深呼吸をしてもらい、二度、三度と少し時間を置いて測ると、血圧は上下とも下がることも多いのです（もっとも、患者さんの多い外来では時間の制約もありますが……）。

ですから、家庭血圧と外来血圧の両方を比較することが大切です。

白衣高血圧はクスリがいらない場合もありますが、知らないうちに心肥大やかくれて動脈硬化を伴っていることも考えられますので注意深く家庭血圧を測定し続け、医師に診《み》てもらう必要があります。

なぜなら、長い経過の後に、本当の高血圧になる方もいるからです。

## 家に血圧計がない？　それでは人生を捨てているようなもの

自身が白衣高血圧や仮面高血圧でない（ある）ことを正確に知る意味からも、家庭でも継続して血圧を測定することが大切です。

この機会に、家庭での「正しい」血圧測定法について記しておきましょう。

まず、血圧計の種類ですが、上腕用《じょうわんよう》（式）の血圧計を用意したいものです。

家庭用の血圧計には、大きく分けて3種類があります。

・上腕用
・手首用
・指先用

3つのタイプのうち、**病院の血圧計（水銀式）と比べてもっとも誤差が少ないのが上腕用です。**

## 血圧の正しい測り方

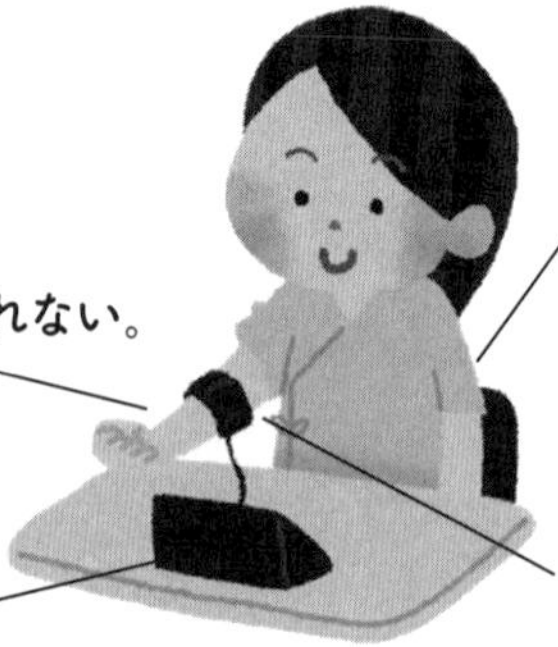
イスに背筋を伸ばして座る。
腕に力を入れない。
カフを心臓と同じ高さにする。
腕が宙に浮かないようにする（下にマットなどを）。

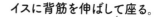

旧厚生省の調査では、指先用では病院の血圧計との誤差が10㎜Hgになるのに対し、上腕用、手首用では誤差は5㎜Hg以内という調査結果があります。

私の長年の経験則で、上腕用、手首用、指先用の順に信頼度が高いと思います。

そのため、患者さんなどから問われた場合は、上腕用の家庭用血圧計を奨めるようにしています。価格も手ごろで、安いものなら3000円程度から、一般的なものでは8000円前後、測定姿勢などを教えてくれる最新型のものでも1万数千円程度で入手できます。

## ■上腕用血圧計の正しい使い方

上腕用の血圧計を用いる場合、以下の点に注意しましょう。

**①上腕を強く締めつける衣類は脱いでから測る。**
**②マンシェット（カフ、または腕帯）という腕を巻くベルトの空気を完全に抜く。**
**③マンシェットの中央部が上腕動脈にかかるようにし、血圧を感知する部分が上腕の動脈の上（指でさわるとピクピクするところ）に来るようにする。なお、マンシェットは指が1～2本ほど入るくらいのすき間をつくって巻く。**
**④イスに座り、マンシェットの位置を心臓の高さにして、腕の力を抜いて測定（心臓より高い位置で測ると血圧値は低く、逆に低い位置で測ると血圧値は高く出ます）。**

このようにして、できれば一度に2回測って、平均値を記録しましょう。

では、測定する時間帯はどうするのが望ましいのでしょうか？

朝、昼、夜によって、また仕事中と休憩中などで、人の血圧は変化します。**ご自身の血**

**圧がどのような状況で上下するのかを把握する意味からも、もしできれば朝と晩に1回ずつ計2回血圧を測ってください。**

とくに、40歳をすぎた人、高血圧の家族歴があって心配な人は測定をオススメします。測るタイミングについては、次のようにしましょう。

まずは朝。

起床後に、排尿をすませ、食事前にリラックスした状態で測ります。

食事をとってからでは、血圧が下がる場合がありますので、食前に測定します。また、降圧薬を服用している場合は、服用前に測定します。

次いで夜。

食事、入浴、飲酒は可とし、就寝前の心身が落ち着いている状態で測るようにします。

運動や入浴の直後は血圧が安定しないので、リラックスしている状態で測ることが大切です。

このように、日に最低2回、血圧を継続して測ることで、自分の血圧が上下する傾向がわかるようになります。

一般には、夜間のほうが血圧は低くなる傾向があり、逆に朝方のほうがやや高くなります。ただし、中には「夜間高血圧」の人もいますし、朝方が極端に高くなる傾向の人（過度の飲酒をしている人など）もいます。

外来血圧測定による、医師の診断だけではわかりません。

毎日、血圧の上下を自分で把握し、医師に報告するようにしたいものです。

そのほか、測定前にはタバコはやめ、できれば一度深呼吸をしてから測りましょう。

また、冬場などは室温が低くなりすぎないように調節して測るのがベストです。

これらの点に注意して、毎日、血圧を測り続けることが、いつかあなたの人生の財産になると思います。先述した白衣高血圧や仮面高血圧の判定に役立つのはもちろん、時間帯や季節ごとで、自分の血圧がどのように変化するか、知ることができます。

何より、血圧を正常範囲内に収めようと、食生活や運動習慣を見直したりするための判断材料になります。

これを機会に、ぜひ家庭に1台、血圧計を常備しましょう。

約30年、患者さんの治療中も、電車に乗っているときも、外食中も、私は基本的に携帯型の血圧計を24時間、体につけて自分の血圧を測ってきました（入浴中を除きますが）。その結果さまざまなことがわかりました。

私にいわせれば、**血圧を測らない人は「人生を捨てているようなもの」**です。

また病院の外来時に、家庭での血圧測定結果があれば、医師も大助かり。初診の患者さんでも、医師がその人の血圧をより深く理解することができるため、患者さんも無駄なクスリを出されなくてすみます。

もしもご両親が血圧計をお持ちでなければ、ぜひ敬老の日や誕生日などにプレゼントしてください。

# 2章

# あなたの血圧が劇的に下がる、ミラクル減塩大作戦

## あなたは、レストランの食事を「塩辛い」と感じますか？

運動不足に肥満、ストレス、過度の飲酒に喫煙……血圧が上がる原因はさまざまですが、結局、塩分のとりすぎがもっとも注意すべき点です。

「なーんだ。当たり前でしょう」

と思われるかもしれませんが、みなさんが考えている以上に重要なのです。

後述しますが、塩分をほとんどとらないアマゾンのヤノマミ族という部族の人々は、年をとっても血圧が上がりません。

ですから、

「加齢とともに血圧が上がるのはしかたない」

という考え方は必ずしも当たっていません。

日本人の好きな和食は、たいへん優れた健康食である反面、塩分がどうしても多いという欠点があります。

日本人は、自分ではそれほど塩分量をとっているつもりはなくても、じつは多い可能性があります。というのは、厚生労働省が決めた目標値よりも、日本人の実際の塩分摂取量の平均は男女とも高めなのです。

２０１５年の４月以降、厚労省は日本人の一日あたりの食塩摂取の目標量を、男性で８グラム未満、女性で７グラム未満に変更しました。

今までは男性で９グラム未満、女性では７・５グラム未満だったので、男性で１グラム、女性で０・５グラムさらに低い基準となったわけです。

その背景には、長年の研究により、国内外で、塩分のとりすぎが、高血圧をはじめとする生活習慣病などの原因になることがわかってきたという理由があります。

実際、日本人の塩分摂取量は年々、低下傾向にあります。とはいえ、世界と比較するとまだまだ多いのです。

「２０１４年国民健康・栄養調査」概要（厚生労働省）によれば、**日本人の実際の塩分摂取量は男性が10・９グラム、女性で９・２グラムと、新たな目標値よりも2〜3割程度高いのが現状**なのです。

ちなみに、ＷＨＯ（世界保健機関）では、食塩摂取の目安を、一日５グラムと設定していて、これと比べても日本の基準は相当高いのです。

**食塩摂取量の平均値の年次推移（20歳以上）**（平成15～23年）

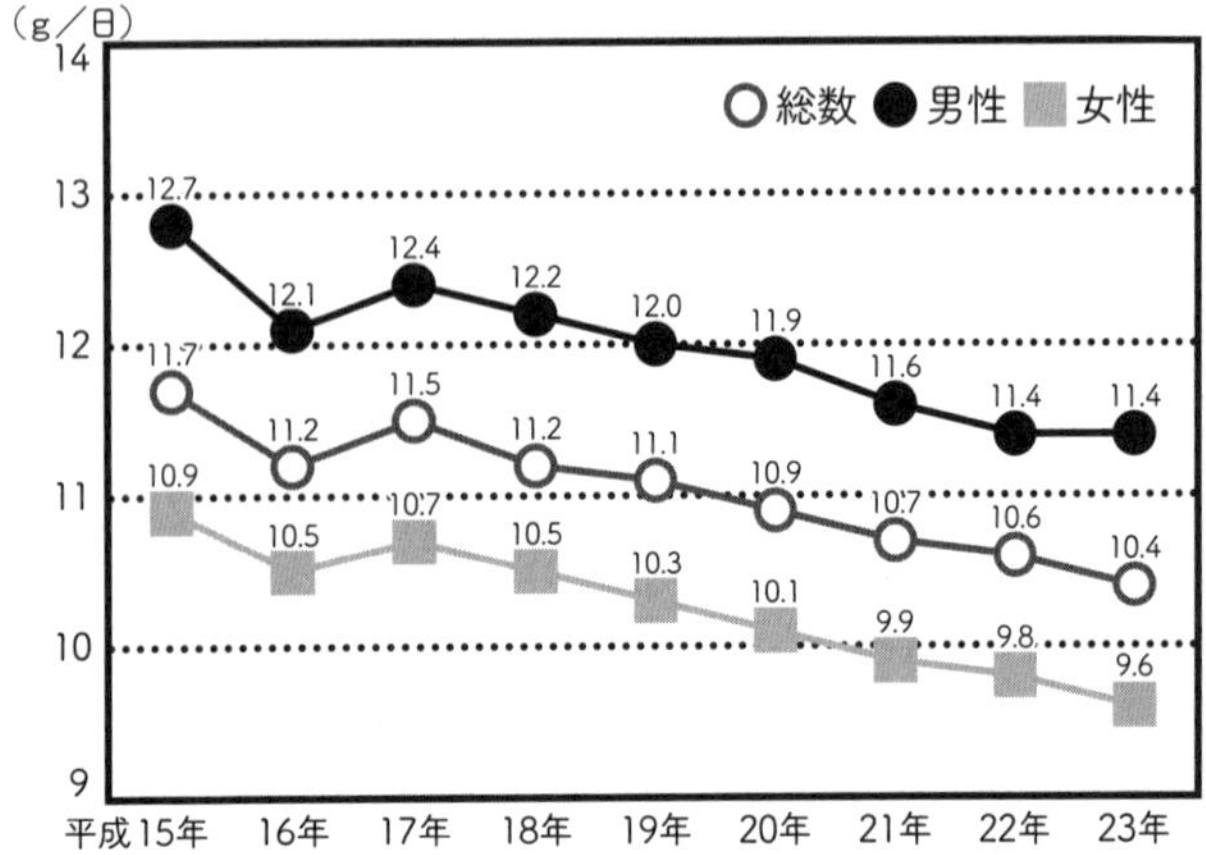


年々下がっているが、いまだに日本人の食塩摂取量は多い。

出典：平成23年国民健康・栄養調査結果の概要

塩分を感じる味覚（塩味感覚）には、「慣れ」が起こるため、自分が塩辛いものを食べているのかどうかは、意外と自覚できていません。

あなたは、**レストランなどで出てきた外食メニューを「塩辛い」と感じますか？もしも、「ちょうどよい」と思うなら、だいぶ塩分をとっている可能性があります。**

私が見てきた例でも、普段から塩分摂取量が多い人は、一般的な外食メニューを「しょっぱくない。ちょうどよい」と感じますが、減塩がうまくできている人は同じメニューを「しょっぱくて食べにくい」と答えます。

一般的な外食メニューは、味を引き立たせるため、家庭の料理よりも塩分が多めになっています。外食の濃い味付けに慣れてしまうと、食べてもしょっぱく感じなくなります。つね日ごろから減塩をこころがけ、注意を怠らないようにしたいものです。


では、あなたはいったい、一日に何グラムの塩分をとっていると思いますか？

そのために、代表的な食事やメニューが、どの程度の塩分を含んでいるかを知っておきましょう。

和食の定番といえば、みそ汁。

一般的にみそ汁1杯には、約2グラムの塩分が含まれています。一日に朝昼晩で3杯飲み干している人なら、それだけで6グラムの塩分をとってしまうという計算です。

冬の味覚のブリの照り焼きは、一切れ6・9グラム！　甘辛のタレがたっぷりと浸みた照り焼きは、ブリに限らず「減塩大作戦」の大敵です。

国民食ともなったカレーライスはといえば、意外と（？）少なく一食3グラム前後。もっとも、福神漬け、らっきょうなどの添え物にも塩分が多いので、注意が必要です。

## ■めんそのものにも塩分が含まれる

めん類の定番といえばラーメンです。ラーメン1杯を食べてスープまで飲んでしまうと、およそ5・5〜6、多いと7グラムの塩分をとってしまうことになります。ラーメンのめん自体にも塩分が含まれていますが、大半の塩分はスープに含まれています。

ちなみに、めん自体に含まれる塩分量は、一般に中華めんやうどん、そうめんで高く、逆にパスタ類の乾めんでは0グラムとなります。

# 意外！　じつは食パンにも塩分が入っている

減塩大作戦にあたって、パンなら和食とちがって、だいじょうぶと思う人もいるかもしれません。けれども、その逆でパンは意外に塩分が多い食品です。

マヨネーズやケチャップたっぷりの調理パンはもちろん、一見「無塩」だと思いがちな食パンなどにも十分塩分が含まれています。

一般的な食パン1枚（8枚切り）には、およそ0・5グラムの塩分が含まれています。2枚食べれば1グラム。バターやマーガリンを塗ったり、塩分の多いハム類やチーズ類をのせたりすると、2、3、4グラムとさらに塩分摂取量は増えます。

ちなみに、パンとセットで食べる人が多いチーズで見てみると、1個（枚）17グラム前後のブロックチーズやスライスチーズ（ともにプロセスチーズ）には、0・5グラムほどの塩分が含まれます。同じ分量のチーズでも、カマンベールなどのナチュラルチーズなら、塩分は0・2グラム程度など半分かそれ以下に減ります。

もうおわかりでしょう。

朝にパン食をする人は、パンにはジャムを塗るか、何も塗らず食べるようにします。パンにのせる（挟む）ものも、トマトやレタスなどの野菜やタマゴを中心にして、ハム類やチーズ類は控えることで、大幅に塩分摂取量を減らせます。

さらにいえば、パンそのものも減塩や無塩タイプを選べばなおよいでしょう。

和洋中と、何を食べるときでも、代表的なメニューの塩分摂取量を日ごろから知っておくことが減塩大作戦の第一歩となります。

### 代表的なメニューの塩分量の目安

| | |
|---|---|
| マルゲリータピザ1枚 | 3グラム |
| スパゲッティミートソース | 2.5〜3グラム |
| マカロニグラタン | 1.5〜3グラム |
| ハンバーグ（デミグラスソース付き） | 2〜3グラム |
| 煮魚定食（みそ汁、漬け物付き） | 5グラム |
| 牛丼・カツ丼・親子丼・天丼 | 3〜4グラム |
| 焼きそば | 4〜5グラム |
| 生姜焼き定食 | 4.5グラム |
| 天ぷらそば | 4.5〜5グラム |

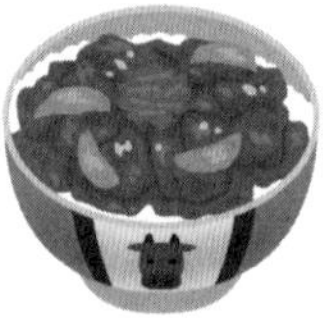

※調理法や量によって、実際の塩分量は前後します。

## 知ってますか？ ナトリウムと食塩のちがい

ところで、成分表示などを見ると、「ナトリウム」となっていることがありますが、「ナトリウム」と「食塩」のちがいがおわかりでしょうか？

食品の塩分量を把握するために、ここは知っておきたいポイント。

「食塩」は塩化ナトリウムという、塩素と「ナトリウム」の化合物なのです。

ですから、食品のナトリウム表示の量は、イコール食塩の量ではないのです。

ナトリウムの量に2・54をかけた数値

が「食塩相当量」となるのです。

２・54という数字を覚えるのが大変なので、国道２５４号（川越街道《かわごえかいどう》）にひっかけて、「川越街道２５４」と覚えておきましょう（笑）。

食品によって、成分表示は異なります。ナトリウムの量しか示さない食品もあれば、ナトリウム量を示したうえで、２・54をかけた食塩相当量をきちんと示す食品もあります（最近の加工食品などではこちらが主流です）。

次ページの表（上）に示したように、ナトリウム量しか示されていない食品の場合は、わざわざ計算しなければ、食塩相当量はわからないのです。

また、１本（個、袋）あたりの食塩相当量を示す表示もあれば、袋や箱の容量全体、あるいは１００グラムあたり、といった表示まであり注意が必要です。

次ページの表で、６個入りのチーズでは、１個当たりのナトリウム量と、それに２・54をかけた食塩相当量（０・５グラム）をきちんと表示してくれています。

このような親切な表示なら、１個食べれば０・５グラム、２個なら1グラムと、塩分摂取量が一目でわかります。

逆に、上の焼きちくわは不親切な表示と考えられます。

## 塩分量の表示例

### あるプライベートブランドの焼きちくわの例

| 栄養成分（100gあたり） | |
|---|---|
| エネルギー | 105kcal |
| ナトリウム | 747mg |

### あるプライベートブランドの6Pチーズの例

| 栄養成分（1個標準18グラム当たり） | |
|---|---|
| エネルギー | 105kcal |
| ナトリウム | 196mg |
| 食塩相当量 | 0.5g |

チーズのほうが食塩の量がすぐわかる。

注）たんぱく質、脂質、炭水化物などの表示は省略。

この焼きちくわは、ひと袋5本入りの商品です。かつ袋全体の内容量は記されていません。手に取るとおよそ100グラム前後に思えるので、栄養成分（100グラム当たり）の5分の1が、ちくわ1本あたりの栄養成分に相当すると考えるしかありません。

そのうえ、パッケージにナトリウム量しか示されていないため、わざわざ2・54をかけて計算しなければならないのです。

ナトリウム（747㎎）×2・54
÷5（本）＝約379㎎

## 1日あたりの塩分量の基準(g)

| | | | |
|---|---|---|---|
| 10〜11 | ×× | バツバツ | このままでは危険です |
| 8〜9 | × | バツ | もっとがんばりましょう |
| 6〜7 | △ | 三角 | もう少しがんばりましょう |
| 4〜5 | ○ | 丸 | よくできました |
| 2〜3 | ◎ | 二重丸 | 大変よくできました |

つまり、このちくわ1本に含まれる食塩相当量は、約３８０ミリグラム＝０・38グラムということになります。

食品メーカーさんにはナトリウム表示ではなく、すべて塩分表示にしてもらいたいものです。

ちなみに、ファミリーレストランなど外食チェーン店は、塩分表示をしているところが多いです。

### ■目標一日4〜5グラム！

２０１５年から、塩分摂取の目標量が新たに下がったのは歓迎すべきことでしょうが、私流にいえば、これでもまだまだ高い！

私の基準では、
一日あたり6~7グラムでは「△」（もう少しがんばりましょう）
4~5グラムが「○」（よくできました）
3グラム未満が「◎」（大変よくできました）

そして、8~9グラムは「×」（もっとがんばりましょう）です。10~11グラムは××、12~13グラムなら×××とさらに悪くなっていきます。

そもそも、目標値よりも実際の摂取量が少し上回ってしまうのが通常です。

そのため、目標はと聞かれれば、4~5グラムの「○」クラス、一日6グラムではまだ三角（△）なのです。

まずは、一日あたり6グラム未満、さらに私の奨める4~5グラムをめざしてがんばりましょう。

## なんとカロリーハーフのマヨネーズは、塩分が多い！

食塩相当量で一日あたり6グラム未満をめざすには、やはり成分表示の「食塩相当量」や「ナトリウム」の表示を注意深く見る習慣をもたなければなりません。

人によっては、ダイエットなどのために、エネルギー（カロリー）や脂質の表示に敏感な人もいるでしょうし、食品添加物の健康への悪影響を心配して、保存料といった添加物を注意深くチェックする人もいると思います。

あちら立てればこちらが立たずといったこともあります。

たとえば、**カロリーハーフのマヨネーズでは、通常のマヨネーズと比べてカロリーと脂質はたしかに約半分なのですが、そのぶん、塩分が1・5倍近く多くなっています。**脂質が減ると味がボケるためなのか、塩分を強くして味にパンチを出しているわけです。

しかし、これではなんにもなりません。

ハム類や練り物といった加工食品にも注意が必要です。

たとえば、添加物が少ないという理由で、生ハムを好む人もいますが、保存料がないか、少ないぶん、日保ちをさせるために生ハムは通常のハムより塩分が多くなる可能性があります。

漬物や珍味といった塩干ものをイメージすればおわかりのように、保存するために塩分を濃くしている食品が多いのです。

## しょうゆを楽しく減らすとっておきの裏ワザ

思い切った減塩を続けるうえで、天敵となるのがしょうゆやポン酢（味付きのもの、以下略）、みそ、ソースといった塩分の多い調味料です。

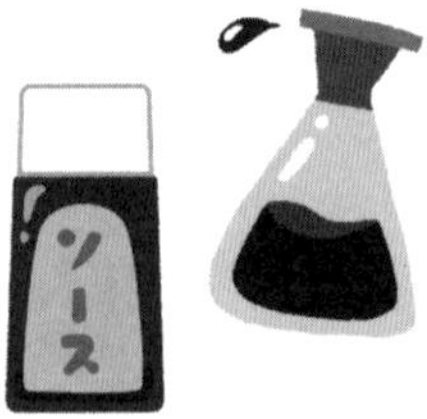


たとえば、生卵にしょうゆをかけてご飯にかけ、さらに納豆にもしょうゆや付属のタレをかけてご飯にかける。おまけに、みそ汁もあわせて飲み、漬物もいただく。

このような塩分の多い朝食はおいしいと感じる方もいると思いますが、これ一食だけで、目標の6グラム未満を超えてしまいます。

これをおいしく感じている味覚を、しょっぱいと感じる味覚にしなければなりません。

当然、このままでは、減塩は達成できませんし、いくら食品の成分表示を注意深く見ていてもまったく意味がありません。

テーブル上のしょうゆやソースといった調味料を減らすには、かけるのではなく「つける」を意識してください。かけると「ドバッ」と出てしまいがちですから。

アルゼンチンでは、法律でレストランのテーブル上に塩分のある調味料をおくことが禁じられています。テーブルのうえに、しょうゆやソース、塩などを置かないこともひとつの方法です。

何事も「かけごと」はいけません！

そう極端なことをしなくても、可能であれば、**しょうゆなどをスプレーに入れて使用すると、「ドバッ」とかけてしまうのを避けられます。**

最初からスプレーに入っているしょうゆも売られていますし、自分でスプレーに入れることもできます。

ここで、究極の減塩法をお教えしましょう。

それは、しょうゆやソースといった調味料そのものを、ワサビやショウガ、ネギ、トウガラシ、ミョウガ、サンショウ、ゴマ、ユズ、ニンニクといった薬味・香辛料に代えてしまうことです。

**薬味や香辛料は、減塩大作戦を進めるうえで大変重要なポイントとなる**のです。

冷奴や焼きナスには、カツオ節とショウガ。お好みでトウガラシ。

刺身にはワサビとシソの実。

アジフライならカラシ。

たとえば、こういう組み合わせで味にパンチをつければ、しょうゆやポン酢、ソースなしでもおいしく食べることができます。

どうしても物足りなければ、しょうゆやポン酢を少しだけつけるといったやり方もあるでしょう。

洋食のおかずはもともと塩分が少ないこともありますが、洋食でしたらハーブを活用するのもオススメです。

ペッパー、バジル、ローリエ、タイム、ローズマリー、パセリ、セージなどです。

ハーブ類を利用することで、味わいをよくし、塩分を減らすのに役立ちます。

ぜひ、薬味と香辛料を味方にして減塩大作戦を進めましょう。

ただし、タバスコは岩塩を多く含むので御法度《ごはっと》です。

## バナナにリンゴ……カリウムは塩の毒消し！

塩分の摂取を意識して減らすのと同時に、塩分を体外に排出してくれる食品、栄養素についても知っておきましょう。

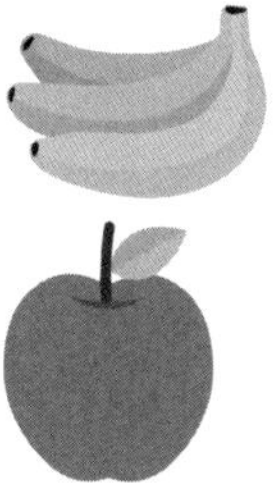

塩分を体外へと追い出してくれるもの、それはカリウムです。アボカド（100グラム中カリウム720ミリグラム）、バナナ（同360）、リンゴ（同110）といった食品が代表選手で、体内に取り込まれた塩分を尿として排出してくれます。

どれも手軽に購入できる食品ですので、ぜひ献立に取り入れてみましょう。

ただし、腎臓疾患がある人の場合は、逆に避けてください。

なぜならば、腎臓の悪い方はカリウムを排泄しにくく、体内にたまってしまい、生命を脅《おびや》かす不整脈《ふせいみゃく》が出る危険性があり、注意が必要なのです。腎臓病の人は、かかりつけの医師に相談してみることをオススメします。

## ■大豆は、とっても「大事（ダイズ）」な食品です

ほかには、ワカメ、ひじき、のりなどの海藻類もカリウムを豊富に含んでいます。

そのうえ、基本的にはゼロカロリーでダイエットにも向きます。もっとも、しょうゆやポン酢で濃く味付けしては意味がなく、酢などをうまく使ってうすめの味付けで調理する必要はあります。


大豆も減塩大作戦を行ううえでの優等生食品です。

大豆に含まれるサポニンという苦味物質には、脂質が酸化することを防いで結果として高血圧を予防する効果があります。

また、大豆レシチンという成分には、悪玉コレステロールを減らして善玉コレステロー

ルを増やす働きがあります。

大豆を加工した食品も同様です。

たとえば、みそに含まれる大豆ペプチドには降圧効果があります。もっとも、みそ自体には塩分が多いので、塩分の多いみそ汁は飲みすぎない、野菜スティックなどにもみそをつけすぎないという注意はやはり必要です。

いずれにせよ、減塩大作戦のうえで大豆は、とっても大事（ダイズ）な食品です。

つまり、どうぞおダイズ（大豆）にしてください、というわけです。

次章では、家庭や外での食事の際に、実際に行う減塩のコツについて、さらに掘り下げて見ていきます。

# 3章

# 減塩をラクラク続ける食事とレシピの裏ワザ

## なんとラーメン完食で一日の目標塩分(量)を超える

この章では、自炊や外食の際に、ムリなく減塩を続けられる工夫やアイデアについて詳しくまとめていくこととします。

外食の際のメニュー選びはどうしたらよいでしょうか?

メニューに塩分量が書いてあれば、それを参考にするのは基本として、ほかにはなるべく、ソースやしょうゆなどを自分で使用すると完成するメニューにすることです。

たとえば、フライや刺身定食、ぎょうざ定食などにします。

これなら、ソースやしょうゆなどを自分がかけなければ、あっという間に減塩メニューに早変わりします。

私にいわせると、フライにソースやしょうゆをかけることはまさに、「フライング」です。

そもそも、ソースやしょうゆをかけなくても、たとえばフライだったら下味に塩が使われていることがほとんどです。このごく少量の塩分で満足できるように自分の舌を慣れさせていきましょう。

自宅でも外でも、昼食には早く手軽に食べられるめん類を選ぶ人も多いことでしょう。めん類は、汁に塩分がかなり含まれていますので、それ一食だけで6グラムほどに達してしまうことが考えられます。

仮に一日に1回、**めん類を食べる場合、汁を意識して残すことで、劇的に塩分摂取量を減らすことができます。**

前章で述べたように、一般的なラーメン1杯に含まれる塩分はおよそ「7」グラムでした。

仮にめんやチャーシューといった具材に含まれる塩分を2グラム、スープに含まれる塩分を5グラムとすると、スープを半分残すことで、塩分摂取を2・5グラム減らせるわけです。

みそラーメンや激辛キムチラーメンといった、もともと塩分の強いスープの場合、効果はさらに上がります。

ラーメン通の中には、「職人が丹精込めたスープは最後の1滴まで飲み干す」といった人もいますが……減塩大作戦のうえでは好ましくなく、人間の塩漬けができてしまいます。

それでは、中華のつけめんや盛りソバ、冷やしうどんといったスープがかかっていないめん類は、どのように食べればいいのでしょう。

私のオススメ法は、ゆで汁などでうすめて食べるというもの。

つけめんなら、中華めんのゆで汁を、また盛りやザルソバなら、ソバをゆでたソバ湯でスープやツユを割って（うすめて）、そこにめんをつけて食べるのです。

これなら、たっぷりとめんをつけて食べても、あらかじめ6割や半分程度にスープ・ツユがうすまっているため、塩分摂取を少なくできます。

味にパンチが足りないと感じる場合は、前章でも述べたネギ、ショウガ、ワサビ、トウガラシといった減塩の味方の薬味をフル活用し、物足りなさを補いましょう。

自宅ではもちろん、なじみのラーメン店やソバ屋をつくって、店主に「ソバ湯を先にお願いします」と気楽にいいましょう。

このアイデアは、みそ汁（塩分は一杯2グラムでした）にも応用できます。

自炊の場合は、減塩みそなどを活用したうえで、あらかじめうすめにつくっておけば問題ありませんが、外食では、ときとして「塩辛い！」と眉をひそめるようなみそ汁が出てくることもしばしばです。

そのような場合、みそ汁は半分残すか、お湯でうすめてもらって飲みましょう。

## しょうゆとみそ、カレールーは減塩タイプ。うどんにも無塩が登場！

健康ブームの影響か、しょうゆやみそといった調味料で、「減塩」を謳《うた》う商品が目立つようになりました。毎日使うものだけに、基本の調味料はできるだけ減塩タイプの商品を選ぶことで、当然、塩分摂取量を減らすことができます。

たとえばみその場合、一般的な商品より2～3割程度、減塩したみそが多く出回っています。中には、国立循環器病研究センターが認定した商品などもあります。

また、しょうゆの場合では、大手メーカーなどから一般的な商品より3割や中には5割程度減塩した商品も広く売られています。

最近では脂質やカロリーを減らしたカレールーも人気ですが、塩分を3割カットしたカレールーも登場しました。さらには、「減塩」を謳った漬物まで販売されています。

## 減（無）塩商品と一般商品の塩分の比較（一例）

| | 減（無）塩商品 | 一般商品 |
|---|---|---|
| みそ | 100gあたり5.2g | 100gあたり11g |
| めんツユ | 大さじ1あたり<br>0.795g | 大さじ1あたり<br>1.9g |
| うどん | 100gあたり<br>0g（無塩うどん） | 100gあたり<br>0.3g（ゆでうどん） |
| ケチャップ | 100gあたり1.5g | 100gあたり3.5g |
| カレールー | 一皿あたり1.4g | 一皿あたり2.1g |

ほかでは、ケチャップなどでも減塩されたものがあり、その気になればほとんどの基本調味料を減塩タイプでそろえることも可能ではないでしょうか。

みそにしてもしょうゆにしても、一般に減塩タイプの商品は、少し値が張ります（通常のものより数割～2倍程度など）。

とはいえ、みそやしょうゆはそう頻繁に買うわけではありません。

減塩大作戦を意識すれば、使用量自体も減っていくはずで、健康への投資と思えば安いものです。

なにより、降圧薬やサプリメントを飲み続けるよりは、安上がりです！

最近は、紀文が糖質ゼロ麺を販売したり、シマダヤが糖質40％オフのうどんめんを発売したりと、ダイエットを意識した商品も目立ちます。

そんな健康志向の中、シマダヤからはついに「無塩うどん」が発売されました。同様に、きしめんなどでも無塩タイプのものがあります。

もちろん、ほかのメーカーからも無塩タイプのめんはいろいろと出ています。一般的なうどんめんより少し割高ですが、減塩の調味料と同様、これらも健康への投資と思えば安い買い物でしょう。

めん類だけでなく、パンでも減塩や無塩を売りにする商品も増えています。個人経営のベーカリーでも同様で、減塩を意識した商品が出てきています。なじみの店なら、どの程度の塩分を使っているか、お店の方に聞いてみるのもよいでしょう。

## 梅干や漬物は残すか、洗うべし！

外食や持ち帰りの中食《なかしょく》（デリカ）の定食タイプには、梅干や漬物などが添えられていることがお約束のようになっています。

みなさんはどうされているでしょう？

「お残しはゆるしません」

と子どものころから、先生や親から教わってきたこともあり、ついつい全部食べてしまう人も多いものです。

しかし、**「お残し」こそ、究極の減塩法なのです。**

**カツ丼、マーボー丼、鮭弁当に唐揚げ弁当……もともと、定番の外食メニューや持ち帰りの弁当類は、塩分が高いのです。**そのうえ、塩分の多い添えられた漬物まで完食してしまえば、「一日6グラム未満」の目標は達成できません。

何も漬物がすべて悪いわけではありませんが、要はバランスや一日の塩分摂取量目標とにらめっこしながら、食べるか残すかをハムレットの心境で判断しましょう。

外食するときには、「漬物はいりません」と最初から断りましょう。

そうすることで、「残す」罪悪感もなくなります。

また、自家製や既製品の漬物を買ってきて家で食べる場合なら、洗うこともできます。

たとえば、キュウリやナスの漬物で袋に塩水ごと入った商品があります。水をすべて捨ててから、キュウリやナスを数回、真水で洗い真水に浸して塩分を抜きます。

また、キュウリのぬか漬けも同様で、ぬかを水で洗い流した後、切ってそのまま食べる人が多いかもしれませんが、切ったキュウリをさらに数回、流水で洗うのです。

塩ワカメや数の子の水抜きと同じ理屈で、野菜の表面や内部にある塩分が水に溶け出し、結果として塩分量を減らせるというわけです。

こうした工夫を積み重ねることで、減塩大作戦をムリなく続けられます！

もっとも、せっかく塩抜きした漬物に、しょうゆや化学調味料をかけていたのでは意味がありません。

漬物を食べる場合、調味料ナシは大原則です。

## 鯛をしょうゆで食べるのは、もっ鯛ない！

お刺身を食べるとき、どのようにしているでしょう？

小皿にしょうゆとワサビ（もしくはショウガ）を溶いて、そこに箸《はし》でつまんだ刺身をドバッとつけて食べていませんか？

これでは、タイもヒラメもありません。魚そのものの味というよりも、しょうゆ味で魚を食べるということになってしまいます。

しょうゆで食べるなんて「もっ鯛（タイ）ない」。

私流の食べ方は、刺身にはしょうゆを注さず、薬味だけで食べるというもの。

白身魚やマグロならワサビ、青魚ならショウガを使いましょう。

お好みや気分でシソの実や大葉、ミョウガやすり下ろしたニンニクなどで召し上がれ。

**物足りないのでは？　と思うかもしれませんが、試しにやってみてください。慣れれば、十分においしく、むしろ魚本来の味や食感を豊かに味わえる**のです。

刺身にしょうゆはいりません。

「ノー・サンク・ユー（油）！」

外食や中食で海鮮丼や寿司を食べるときも、ご注意を！

そもそも、海鮮丼や寿司にしょうゆをドバッとかけたり、つけてしまうと、ご飯にしみ込んで「しょうゆご飯」になってしまいます。しょうゆご飯が塩辛いと思えるようにならなければ、減塩大作戦は長くは続きません。

海鮮丼や寿司は、小皿に少量のしょうゆ（もしくはポン酢しょうゆ）とワサビなどの薬味を溶き、そこに刺身を少しつけて食べる。

こうすることで、大幅に塩分摂取量を減らせます。

また、塩と酢などで味付けした「寿司めし」には、そもそも塩分が含まれています。ですので本当はしょうゆをまったく使わず、ワサビなどの薬味だけで食べましょう。究極の減塩は、まさに、「ワビ・サビ」の世界なのです。

もし家でつくるのなら、寿司めしに使う塩を少なめにする、あるいは酢と砂糖のみで味付けして「無塩」寿司めしにする、という手もあります。

## 枝豆に、決して塩を「振ら断す（フラダンス）」

野菜やパスタをゆでるとき、塩を入れるのが常識、という人もいるでしょう。

レシピにも、「沸騰したお湯に塩を一つまみ入れてから野菜（パスタ）を……」などと書かれています。

しかし、せっかく乾めんのパスタ自体にはほぼ塩分が含まれていないのに、塩ゆでしていたのでは、塩辛くなってしまいます。しかも、塩味がそれなりにあるソースともからめるわけですから。

パスタに塩は「パスタ」です。

ゆで野菜などをつくるときも同様で、塩分ナシでゆでても十分においしくいただけます。

味付けには、減塩のマヨネーズやドレッシングなどを使用すればよいのです。

居酒屋の定番といえば枝豆。

**居酒屋のメニューは、お酒が進むように濃いめに味付けされています。**

枝豆をたっぷりの塩水でゆで、ごていねいに、ゆで上がった枝豆にも塩が振られています。

そんな枝豆が出てきたら、テーブル上の紙ナプキンなどで塩と手をぬぐってから食べましょう。

家でゆでるときは、もちろんお湯だけでゆでます。

そして、ゆで上がった枝豆は塩を振らずにそのまま食べる。

刺身と同様、舌が慣れてくれれば、食材そのものの味が豊かに味わえます。

どうしても物足りないという場合は、ごく少量の塩を加えてゆでるか、塩分の少ない天然系のダシ汁でゆでる手もあるかもしれません。最低限、ゆで上がりには塩をかけないこと。

枝豆には、塩を振らない「振ら（フラ）断す（ダンス）」です！

## 酒の肴は薬味たっぷり豆腐がオススメ

ビールの恋人・枝豆の話が出たついでに、お酒の肴《さかな》についてもまとめてみましょう。

先述の、刺身やフライには、しょうゆやソースをかけずに、薬味以外に何もつけないか、調味料を使う場合も「つけて」食べるのが鉄則です。

自宅で軽く晩酌という場合は、安くてカンタンかつ栄養豊富なのが、「豆腐」です。

冷奴、もしくは昆布ダシなどで温めた湯豆腐、さらには網やグリルで焼いた厚揚げ（焼く前にお湯で油抜きするか、キッチンペーパーなどで表面の油分を拭くと脂質とカロリーも減らせます）などがオススメです。

## 豆腐に薬味をかける、無塩レシピ

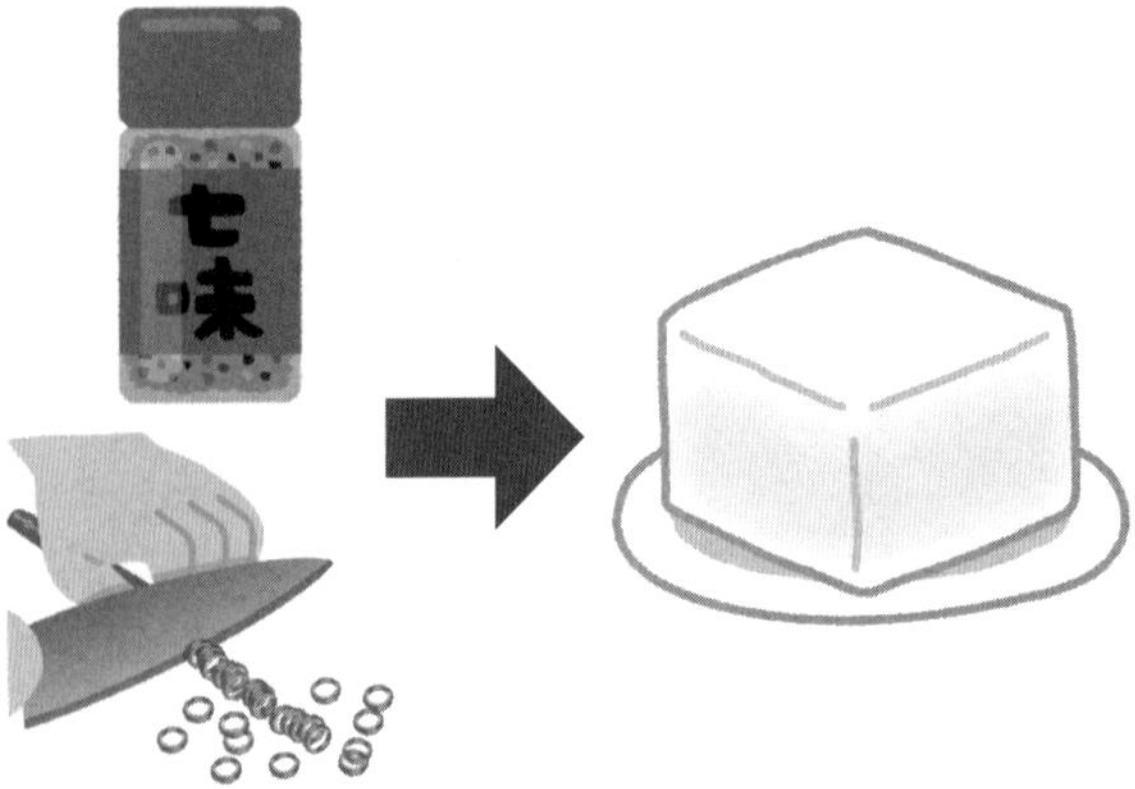


七味トウガラシやネギなどを使えば、しょうゆいらず。

豆腐や厚揚げといった大豆製品には、前章で述べたように高血圧を予防する効果もあるうえ、安くてどこでも手に入り、調理もカンタンとメリットがいっぱい。

とはいえ、食べる際に「しょうゆをドバー」では、せっかくのチョイスも水の泡。刺身や枝豆と同様に、しょうゆやポン酢ナシで食べましょう。

「さすがにそれは、味気ない」

こう思う人もいるかもしれませんが、ここでも大活躍するのが薬味です。ショウガ、ネギにミョウガ、ワサビ、ときには七味トウガラシなど……。

お好みや気分で薬味を工夫することで、豆腐（大豆）の味そのものを味わうことに味覚が慣れていくはずです。

さらに、塩辛さを緩和するため、ビールやチュウハイで飲みくだす、といったような、「ついつい飲みすぎる」ことも減って一石二鳥ともいえましょう。

ちなみに、ショウガには体を温める効果があり、トウガラシに含まれる成分のカプサイシンには、脂肪を燃焼させる働きがあります。

## 減塩の切り札！「フルーツグラノーラ」の登場

前章で、8枚切りの食パン1枚には0・5グラムの塩分が含まれていると述べました。同様に、一般的なスライスチーズ1枚にも0・5グラムの塩分が含まれていました。

8枚切りの食パン2枚（マーガリンを薄くぬる）、チーズを1枚、塩分が入ったトマトジュースを朝食にしている人なら、およそ一食で2グラム以上の塩分をとっていることになります。

一日6グラム未満を3食で割れば、一食2グラム未満が目標です。そのことからこの朝食は、不合格です。

さらに、昼食や外食にはめん類や丼物、定食といった塩分多めのメニューになってしまうこともあるので、朝食ではできるだけ塩分を少なくして、その分「減塩貯金」を昼食や夕食にまわす必要があります。

とくに、昼と夜の食事でどうしても塩分が多くなりがちな人の朝食にオススメなのが、シリアルを用いた時短朝食です。

具体的には、スーパーマーケットやコンビニで手軽に手に入る**フルーツグラノーラ（シリアルの一種）に、豆乳（もしくは牛乳）を注いだだけの手軽でカンタンに食べられて、時間も節約できる時短食**がベストです。

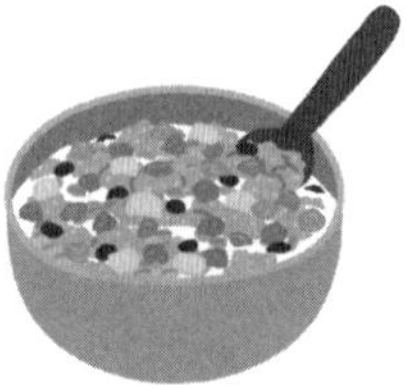

一食分（50グラム）に含まれる塩分はたったの0・2グラム。これに豆乳（牛乳には一般に1パック〈200ミリリットル〉あたり0・2グラム程度の塩分が含まれるため）か無塩のジュースなどを注いで食べれば、先のパン食に比べて、塩分摂取量を10分の1の0・4グラムに減らせるのです。

50グラムでは物足りなくて倍の100グラムを食べたとしても、

塩分は０・４グラム。昼と夜に備えて十分な減塩貯金ができます。

同じくシリアルのコーンフレークなども塩分が低いのですが、一食分に含まれる塩分は、約１・25グラム（一例）。やはりフルーツグラノーラが圧倒的です。

フルーツグラノーラに、前章で紹介した、カリウムを含んだバナナやリンゴを加えてもよいでしょう。カリウムには体内の余計な塩分を排出してくれる働きがあります。

フルーツグラノーラをはじめとするシリアルは、一般に栄養バランスがよいうえ、ほかの主食に比べて塩分摂取を抑えることができます。

そのうえ、袋から取り出して豆乳やジュースなどを加えるだけ。忙しい朝に、わずか数分で〝調理〟ができるという優れもの。

シリアル＋豆乳は、まさに減塩大作戦の最強時短食です。

## あなたは安い調理ダシを使っていませんか？

食材や調味料に注意をしたうえで、煮物やめん類のダシ、スープも一考してみましょう。

塩分量を減らすぶん、ダシを利かせるというのは減塩メニューの基本。塩分だけを単に

## だしはなるべく無添加で

できれば天然で、顆粒などを使う場合は「食塩無添加」を選ぶ。

減らしたせいで、味が物足りなくなってしまうと、長続きしないからです。

たとえば、みそ汁やスープなどの汁物は、「具沢山」にして、具の野菜、キノコ類などから出る自然なダシを味のメインにして、そのぶん、塩分量を減らすというのもよいでしょう。

またいわゆる本当の「ダシ」で和風の煮物やみそ汁をつくる場合、理想はカツオ節や昆布、煮干などからダシをとることです。天然の素材からつくるダシは、人工の調味料と比べて味わいも豊かで、塩分も少ないのです。

とはいえ、忙しいとき(とくに朝食)に、毎度ダシをとるのも大変です。

そこで、市販の顆粒やパックタイプのダシを用いる人も多いことでしょう。

その際は、できるだけ「塩分無添加」「化学調味料無添加」の商品を選ぶようにしましょう。

たとえば、食塩などを添加したあるメーカーの和風顆粒ダシ一袋（8グラム）には、食塩が3・84グラムも含まれています。

一方、食塩と化学調味料が無添加のあるメーカーの和風調味料一袋（5グラム）に含まれる塩分は、0・235グラム。

両者の1グラムずつに含まれる塩分で比較すると、食塩などを添加した前者は0・48グラム、対する無添加の後者は0・047グラムとおよそ10分の1です。

あくまで一般論ですが、**食塩と化学調味料を添加した安価な調理ダシは、総重量のおよそ4割もの食塩を含んでいます**。高価な天然素材を少なくして価格を抑えるため、食塩や添加物がどうしても多くなるのです。

逆に、天然素材が中心で食塩や化学調味料を用いない調理ダシなら、食塩の量を数分の1から10分の1程度に抑えることができます。そのぶん、価格は2～3倍程度とお高くつくことはありますが。

料理のダシについても健康への投資と考え、できるだけ食塩と化学調味料が無添加の商品を選びましょう。

料理でダシを使う際は、当然、味付け自体もややうすめの習慣をつけていきます。

たとえば、めんツユもうすめにつくり、さらに加えてすべて飲み干さず半分程度残す、というつくり方・食べ方です。

小ワザをいろいろと足していくことで、減塩の効果は積みあがっていくのです。

## あなたもなじみの店で注文しよう、オリジナル減塩メニュー

そうはいっても、外食時には他人の目や時間の制約もあり、減塩の小ワザが使いづらいというのも事実でしょう。

そこでオススメなのが、いわゆるなじみの店をいくつかもっておくことです。

昼食でも、夜のお酒の付き合いでも、なじみの店ならわがままな注文もしやすくなるというものです。

「肉野菜炒めのみそダレは半分にしていただけますか？」

「天ザルのつけツユは半分でいいよ。ソバ湯も同時にお願い」

「野菜サラダにはドレッシングなしでよいです」

「漬物はいらないから」

このような調子です。常連になれば、店のほうから「いつもの濃さでいい？」などと気を利かせてくれることもあります。私自身も、いくつかなじみの店があって、「減塩を心がけていること」を店主が知ってくれています。

## ■マイ調味料を持参する

また、調味料を自作して外食時に活用することもオススメです。私の患者さんの中にも、さまざまに工夫を凝らして、減塩調味料をつくって活用している人がいます。

これまでにいろいろと見聞きした中で、**カンタンかつ有効な自家製ポン酢を一つ紹介しておくと、「減塩しょうゆ（50%）＋お酢（50%）」**というものがあります。お酢は基本的に塩分ゼロなので、この自家製ポン酢は、減塩しょうゆのさらに半分の塩分しかありません。

こうしてつくった減塩自作調味料を、自宅ではもちろんのこと外でも使うのです。なじみの飲食店で使うのは気が引けても、たとえば社員食堂はどうでしょう。同僚などに減塩していることを告げておき、テーブルの上のしょうゆの代わりに、この自作しょうゆを使うのです。

また、コンビニや弁当屋で昼食を買ってオフィスで食べるという場合も、付属の調味料は用いずに、デスクに入れておいたマイ調味料を使うこともできます。

## 究極の減塩法「渡辺式・反復一週間減塩法」とは？

めん類のスープや漬物の「お残し」からマイ調味料の活用まで、さまざまな減塩大作戦の工夫と小ワザを紹介してきました。

これらは、習慣として普段から組み合わせて実践していくことが理想です。

そうはいっても、ついつい塩辛いものを食べすぎたり、飲みすぎたりしてしまうことも

## 反復一週間減塩法実施前後の24時間血圧変化

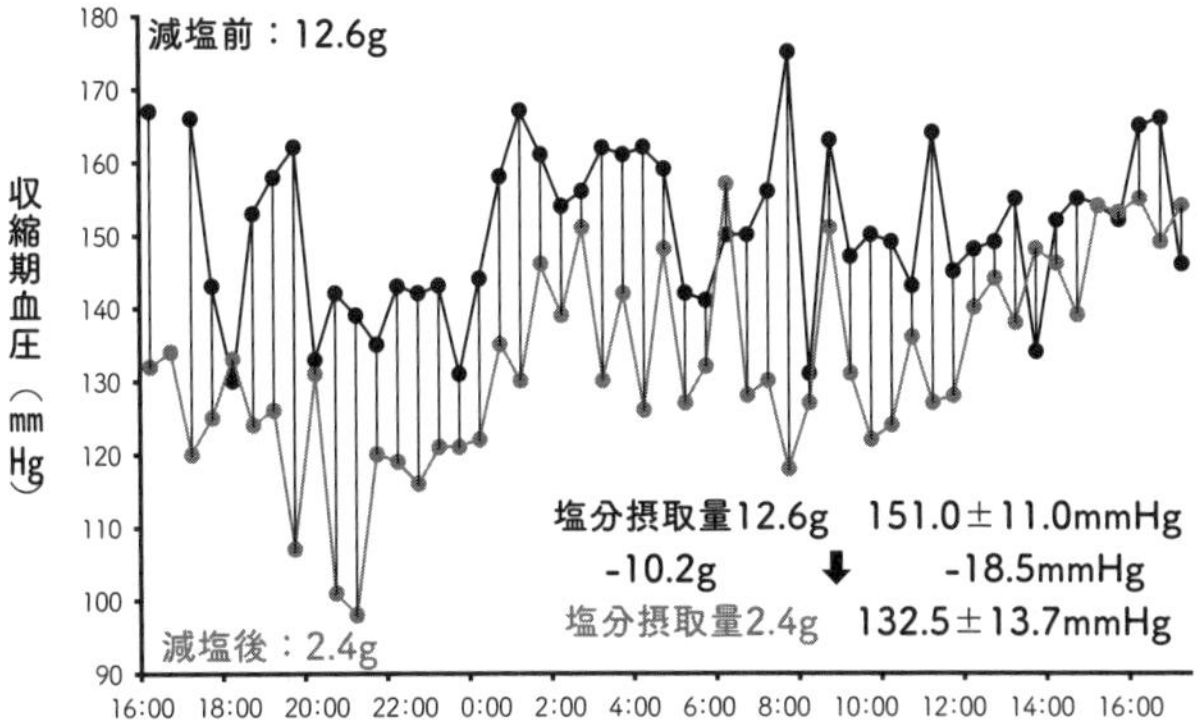


この患者さんはフルーツグラノーラを中心に反復一週間減塩法を行った。



あります。あまり深刻に考えるのではなく、「明日から切り替えよう」といった割り切りもまた大事です。

そのうえで、**一週間集中して徹底した減塩を反復して行うことをオススメ**しています。**名づけて「渡辺式・反復一週間減塩法」**。

われわれは、学生時代の試験勉強を、入学してから卒業するまで毎日のように継続することが難しいことは知っています。

じつは、通常行われている減塩法は、この困難なやり方とまったく同じです。試験勉強のような大変な減塩を毎日休まず行うことは凡人にはムリです。

反復一週間減塩法で1g減塩できたマヨラー患者

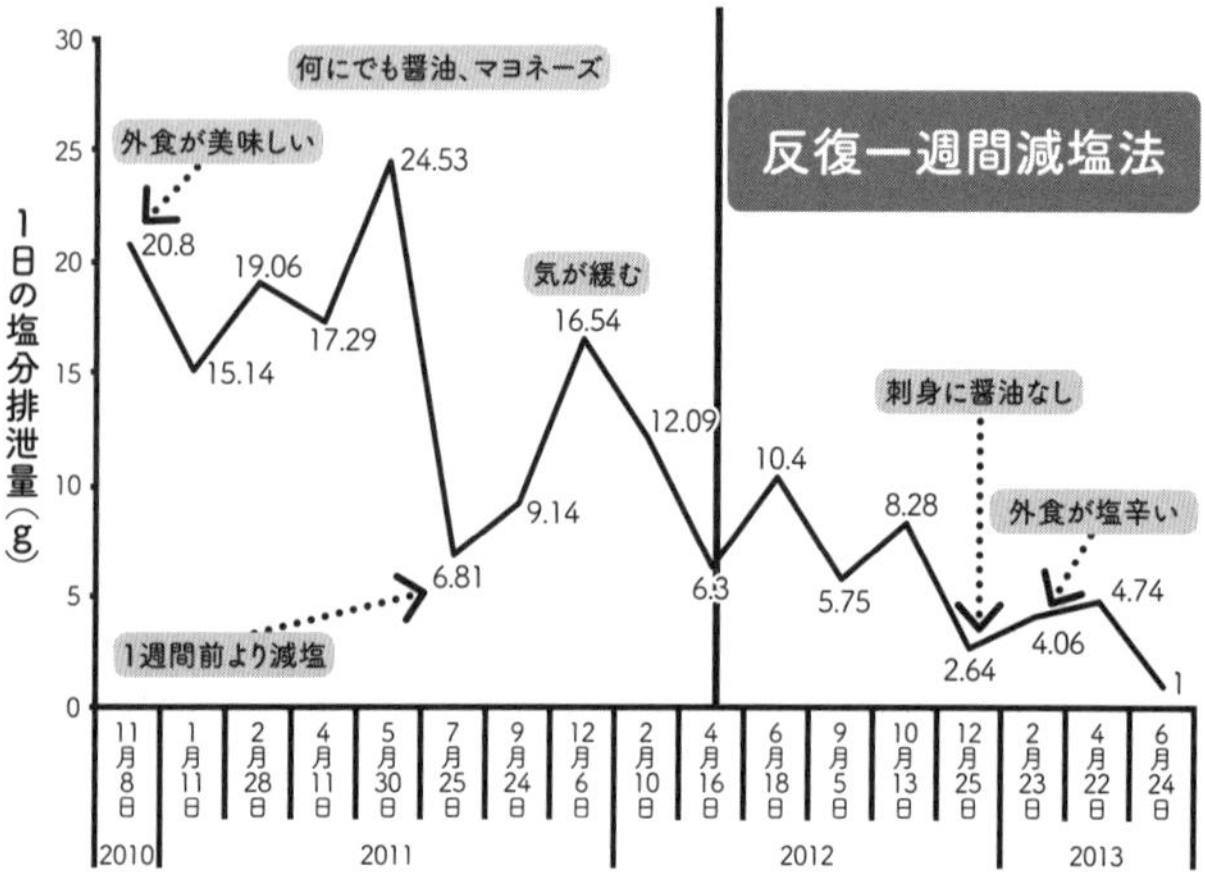


©Yoshihiko Watanabe

しかし、われわれは、中間や期末テストの前に、一週間ほど集中して詰め込み勉強をした経験をもっています。

この集中詰め込み勉強法を「一週間強化減塩」に置き換えるのです。

一週間徹底して、一日6グラム未満の減塩を行います。

## ■味覚を元に戻す効果も大きい

この方法は、単に血圧を下げる効果以外に、もう一つの大きな利点があります。

それは、塩味感覚を本来の望ましいレベルに戻す効果です。

たとえば、**普段から多めの塩分をとっている人は、**「塩辛いのが当たり前」「塩

**味がきいているのがおいしい」という味覚になっています。**

濃い味付け・味覚が普通になっている人でも、たった一週間続けるだけで、味覚は徐々に変わってきます。

これまで「味が薄いのでしょうゆをかけたい」と思っていた料理を、何度もくり返していくと、「これで十分においしい」と思えるようになるのです。そして、これまでの味付けを「塩辛い」と感じるようになります。

徹底した一週間減塩法をできれば月に1回、反復して行いましょう。

やがてあなたも、塩味に対する味覚が以前と逆になり、わずかな量の塩分でもしょっぱくまずく感じるようになります。

おまけに減塩時に血圧が下がり、終わると血圧が上がるのがわかってきます。

「渡辺式・反復一週間減塩法」

ぜひ実践してください。

# 4章

# 生活習慣で血圧を徐々に下げる

## 正座はヒザを痛め、血圧も上げる

この章では、日々の生活習慣の工夫や改善によって、血圧を安定させたり低下させたりする方法についてまとめていきます。

はじめに、座り方です。

家でくつろぐとき、どのような姿勢でいるでしょう。

ゴロゴロと横になってばかりでは、肥満の原因にもなるため、座っているのが望ましいのですが、その際、できるだけイスに座るのがオススメです。

逆にいえば、正座はやめましょう。

正座をすると、大腿部《だいたいぶ》と下腿部《かたいぶ》にある足の血管が圧迫され、結果として血圧が上がってしまうからです。正座では、太ももからヒザ関節、その先のふくらはぎから足首まで……ヒザ関節のあたりで１８０度に近いへアピンカーブを描きます。

正座をしている間は、下肢の動脈と静脈が筋肉によって強く圧迫されてしまいます。

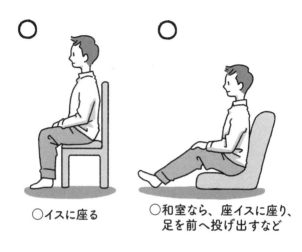

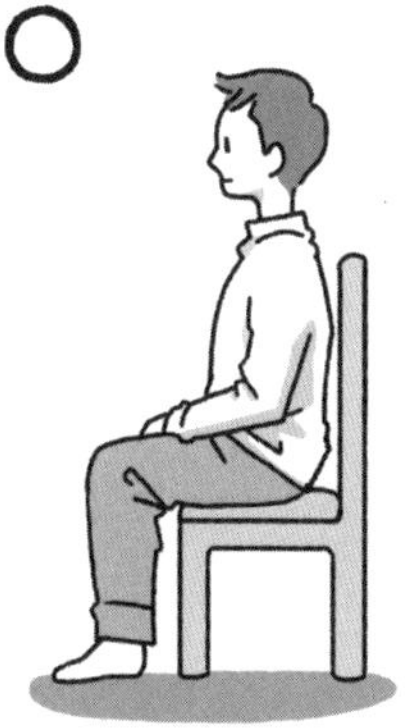

○イスに座る

○和室なら、座イスに座り、
足を前へ投げ出すなど

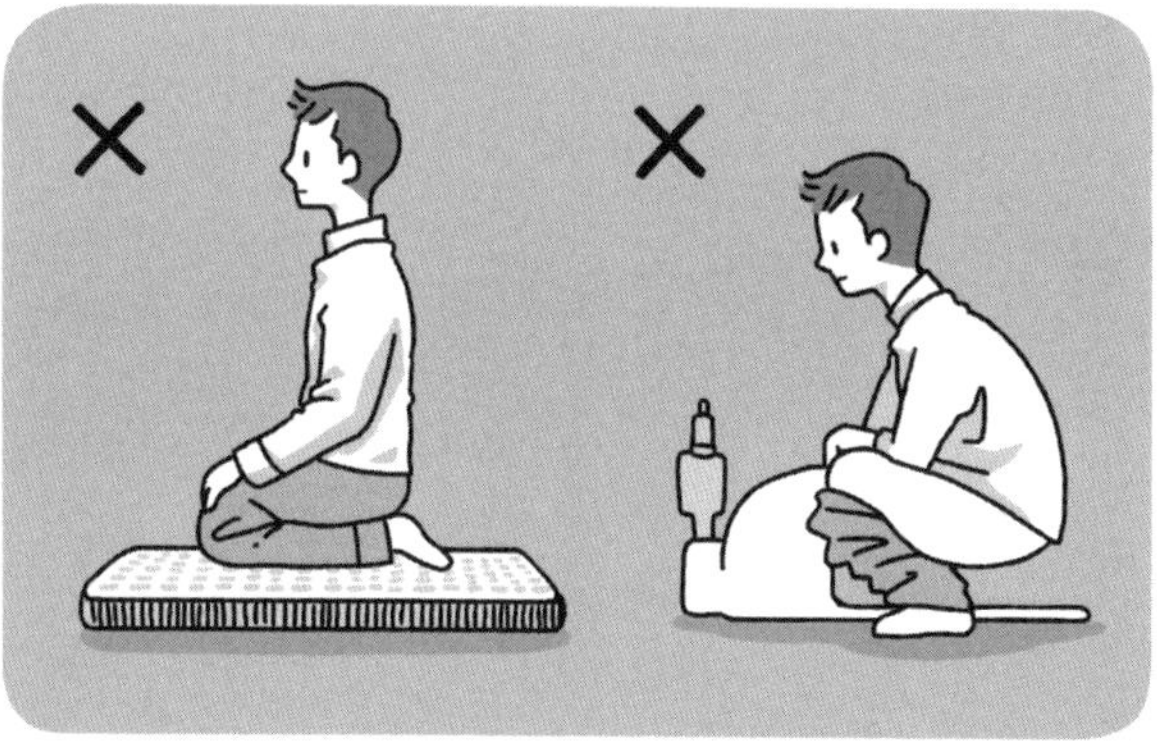

×畳やじゅうたんに正座

×和式便器でヒザを曲げる

草木にホースで水をやるとき、ホースの先端をつまむと水の勢いが強まります。これと同様に、血管も正座したりして圧迫すると、血圧が上がっていきます。同じことが、正座したときに下肢《かし》の血管にも起こるのです。

## ■和式のトイレも正座と同じ

座る姿勢といえば、和式のトイレも同様です。

トイレの様式は、イスに座る姿勢に近い、洋式がオススメです。和式では、正座ほどではないにしても、蹲踞《そんきょ》の姿勢となり足の曲がりが強くなり、やはり血圧が上がります。

排便時のいきみも、より血圧が上昇します。

食事やテレビの観賞、トイレ……一日の中で座っている時間は意外と多いものです。ムリな正座を避け、できるだけイスに座る（トイレは洋式）が望ましいといえます。

血圧だけではありません。

正座や和式トイレでのかがみこみは、ヒザの関節を痛める原因にもなります。ヒザが痛くなれば、必然的に出歩いたり早歩きしたりする時間や頻度も減り、結果として血圧が下がりにくくなります。

ご自宅のリフォームを考えるなら、まずトイレを洋式にしましょう。

## 冬の入浴と突然死の危険。防ぐには？

毎日の入浴にも注意すべきことがあります。

熱すぎるお湯は、血圧の安定を妨げるため、好ましくありません。江戸っ子のやせ我慢じゃあるまいし、42度を超えるような熱い湯は避けましょう。

血圧を上下させないためには、ちょっと温《ぬる》めに感じられる40度ほどの湯がオススメです。たとえば冬場の入浴前、裸になると寒さで、血管は収縮します。このとき、一時的に血圧は上がります。そして42度以上といった熱い湯に浸かることで、瞬間的に交感神経が緊張し、血管はさらに収縮して、血圧が上がります。

その後、湯に浸かり続けると血管は逆に拡張します。つまり、血圧が急に下がりはじめるのです。これは湯の心地よさにリラックスしている時間帯です。

そして、お風呂から出て寒い脱衣場に移ると……逆に血管は縮み、血圧は急に上がります。

このように、入浴の最中と前後で、血圧はジェットコースターのように乱高下するのです。

血圧が上がれば脳出血などの原因になります。

逆に血圧が下がれば脳貧血を起こしやすくなります。

**温度の急激な変化によって血圧や脈拍が大きく変動し、血管に負担を加えて体にダメージを与えることを「ヒートショック」**と呼び、最悪の場合は、脳卒中や心筋梗塞を起こしたり、入浴中の突然死にもつながります。

また、意識を完全に失ったり、朦朧《もうろう》となったりして転倒や溺死《できし》などの死亡事故につながることがあるのです。

私も入浴中に寝てしまい、危うく溺死しそうになったことが3回もありました。

意外かも知れませんが、入浴中の突然死は、年間で1万5000件にもなるといわれています。その多くは、11～3月の寒い時期に集中しています。2014年の交通事故による死者数（4113人。事故後24時間以内の死亡者数。全日本交通安全協会調べ）の4倍近くもの人が、風呂場で亡くなっているのです。

## 入浴前後の血圧の変動

**入浴前の脱衣場〜湯船に入ってすぐ**
（寒さと湯の熱さで血圧上昇）

**湯船に浸かっている間**
**（中ほど〜最後）**
（血管が開いて血圧下降）

**入浴後の脱衣場**
（寒さで血圧は急上昇）

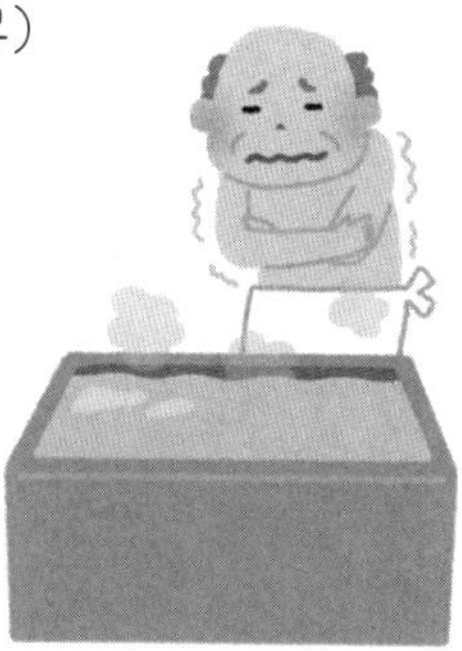

もちろん、足がひっかかるなどで転倒した結果の不幸もあるでしょうが、血圧の乱高下によって心筋梗塞や脳卒中を起こし、亡くなる人が増えるのです。

また、血圧の変動で一時的に意識を失い、固いタイルや湯船の角に頭などをぶつけ、亡くなるケースもあります。

こういった事故を防止する意味でも、次のことに注意しましょう。

**①熱すぎる湯（42度以上）は避ける。**
**②長湯を避ける（10分未満がベスト）。**
**③入浴前後の温度差をできるだけ少なくする。**

なお、③の対策のためには、脱衣場をヒーターなどで暖めておく、湯船に浸かる前に体に掛け湯をする、冬場の入浴なら湯船のふたをあらかじめ開けて蒸気で風呂場を暖めたり床のタイルには湯をまいたりして暖めておく、といった方法が有効です。

温泉やクアハウスに行くと、スチームサウナで汗が出切るまでガマンし、サウナから出たと思うや間髪を入れずに水風呂に浸かる猛者《もさ》がいますが……。

血管に負担がかかるので、自殺行為に等しく、危険です。

## ほかにもあった。ヒートショックの危険性！

温度の急激な変化は血圧の急な変動を招くので、入浴以外にも注意が必要です。

寒い冬場に、温かい部屋から外出する。暖房の効いたリビングから冷え切ったトイレなどにいく……このようなときも注意が必要です。

外出の前には防寒を抜かりなくし、少し準備運動をするなどして急な寒さに体が驚かないようにしてやります。

また、トイレといった屋内の寒いエリアには、ヒーターや電気ストーブを入れておくなどして、暖めておきましょう。

細かいところでは、便座は保温式で温水洗浄機を付けてあるものが理想です。設備がない場合は、便座にカバーをつけておくと、腰掛けたときの「ヒヤッ」とした感触を緩和できます。


逆に、戸外から家に戻る際も注意します。

たとえば、寒い冬場に外出し帰宅した際、家についたとたん、コートやマフラー、手袋を脱ぐ方がいます。冷え切った部屋で急に防寒具を脱ぐと、血圧が上がります。

このような場合、マフラーや毛糸の帽子、上着などの防寒具はすぐに脱がず、暖房が効きはじめて部屋が暖まるまで身につけておくとよいのです。

いうまでもなく、冷えた体を温めようと、帰宅後にすぐに熱い湯に入浴したりするのは御法度《ごはっと》。

同様に、飲酒後の入浴も危険です。

冬も夏も、「ヒートショック」が起こらないようにすることがポイントです。

# 血圧が高い人は横向きに寝ろ！

人生の3分の1を占める睡眠にも注意点があります。

私が500人を調査したところ、高血圧の人のほうが睡眠障害が多かったという結果が出ました。

原因としては、睡眠時無呼吸症候群、入眠障害、夜間頻尿（ただし前立腺肥大《ぜんりつせんひだい》による場合もある）が挙げられます。

とくに注意を要するのが睡眠時無呼吸症候群。数秒〜数十秒の感覚で、間を空けて断続的にいびきをかき呼吸が止まることです。

この場合、いびきがやんでいる間は、一時的に呼吸が止まっているのです！

呼吸が止まれば、もちろん私たちに欠かせない酸素が入ってきません。そのため、血中酸素の分圧は瞬時に低下（息を止めてガマンしている状態）し、いびきをかきはじめると酸素分圧はまた上昇、次に下降、上昇……と上下をくり返します。

このような状態が、体によいわけはなく、そのうえ安眠が妨げられて体調不良やストレ

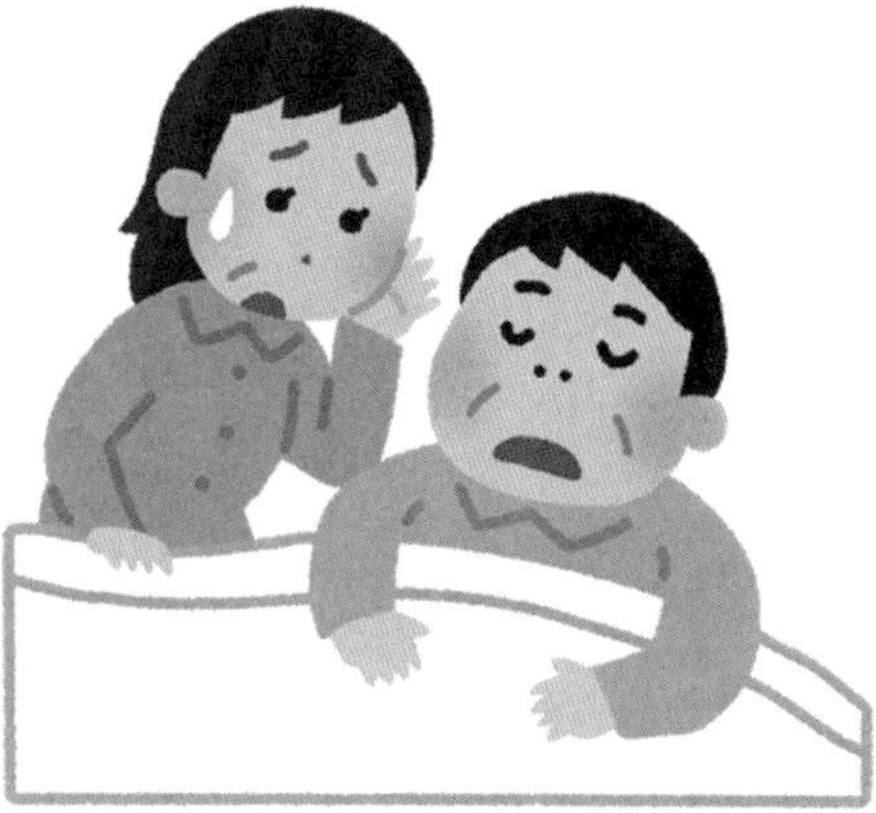

スなどをひき起こすこともあります。

なんといっても、高血圧の原因となります。

睡眠時無呼吸症候群の人は、肥満の人が多いもの。

ノドや舌の付け根のまわりに脂肪が多く、過分な脂肪が上気道を圧迫して狭くなり、結果としていびきをかきやすくなるのです。

そのような人の場合、寝る際の姿勢一つで改善に向かいます。

仰向けではなく、右か左の横向き（側《そく》臥《が》位《い》）で眠るのです。

仰向けの場合は、どうしても舌がノドの奥に落ち込むためにいびきが起こりやすいのですが、横向きの場合、そうなりにくいからです。

同時に、食の改善や有酸素運動などで、ダイエットして脂肪を減らすことも忘れてはいけません。

## 朝起きたら、コップに2杯、水を飲め！

夜より朝のほうが血圧は高くなるのが一般的です。

目覚めた後、体のスイッチは副交感神経から交感神経へと切り替わりますが、その際に血圧が上昇するからです。朝方に極端に血圧が上がる「早朝高血圧」の人は、心筋梗塞や脳卒中の誘因になることもあり注意が必要です。

そもそも人は、夜寝ている間に大量の汗をかきます。たとえ冬場でも、人は就寝中に相応の汗をかいて、起床時は水分不足になっています。

いわゆる血液がドロドロの状態で、動脈硬化が進んでいるような人の場合、好ましい状態ではありません。

そのため、一般的には、起きたらすぐに、コップ2杯の水を飲むよう奨めています。

**血液をサラサラにするのと同時に、体内の水分濃度を適正にし、その後、排尿もすませて落ち着いてから血圧を測る**のです。また、逆に低血圧の方は、コップ2杯の水を飲むことで、血圧が上昇し、シャッキリします。

同時に、夜寝る前にも、コップに一杯ほどの水（白湯《さゆ》）を飲めば、睡眠中の脱水状態を予防できます。

起床後と就寝前に水を飲む習慣が結果として血圧を安定させ、健康にもつながるのです。

## 自然災害、スピーチ、プロレス観戦……喜怒哀楽もほどほどに

入浴の前後や寒い冬に、ヒートショックによって血圧が乱高下することを述べました。

また、激しい運動や排便時のいきみ、固いものを噛むときなども普段より血圧が上昇します。

こうした体の動きが伴うこと以外でも、血圧が上下することがあります。

それは、心理的な不安や興奮といった「非日常」の体験によるものです。

たとえば、極端な例では、地震や風水害に遭ってしまい、家が破損したりすることで、

## 血圧上昇や乱高下を起こす非日常シーンの例

### パブリック・スピーキング

⇒講演やプレゼンテーション、人前でのスピーチや発表など

### 自然災害

⇒風水害や地震、火山活動などで非日常の場所に避難せざるをえない場合。また避難によって生活習慣や食習慣が変わることなど

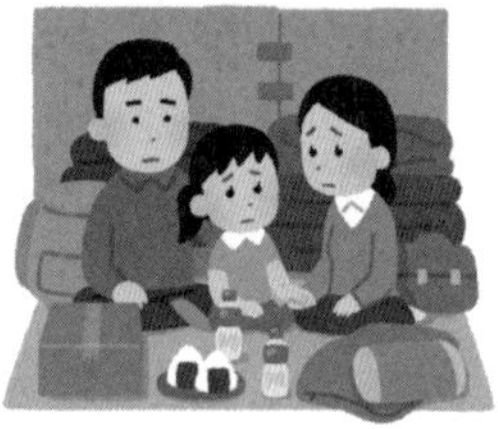

### アトラクションや武道観戦

⇒格闘技やモーターレース観戦、ジェットコースターに乗るといった体験など

気持ちが動揺し不安のため血圧が上がります。

また人前で発表したり結婚式などでスピーチをしたりする際にも、心臓がドキドキして血圧が上がり、それらがすむとホッと安心して血圧が下がります。

また、プロレスやボクシング観戦に夢中になったり、遊園地のアトラクションに興奮したりしても血圧は上がります。

普段から血圧が高いことだけでなく、一日のうちに何度も極端に血圧が上下することも体にはよくありません。血管の内側を傷つけてしまったり、極端な場合には心筋梗塞や脳梗塞の原因になる可能性もあるからです。

## ■深呼吸だけで血圧が下がった！

人生は喜怒哀楽あってこそおもしろいのですが、あまり極端に感情を高揚させることは、血圧管理という面からはオススメできません。

そこで、日ごろから意識していただきたいのが深呼吸です。

なんだ、と思う人がいるかもしれませんが、これが案外バカにできないのです。

私の経験で、初診の患者さんの上の血圧が、最初かなり高めに出たものの、二度、三度と数分おきに測りなおしたところ、50程度も低下したことがありました。いわゆる白衣高血圧の典型ともいえますが、これも緊張から血圧が上がる一例です。

このような方でも、何度かゆったりと深呼吸をしているうちに、血圧が安定してきます。

2015年の話ですが、火山の噴火や河川の氾濫《はんらん》で、避難所暮らしを余儀なくされたご不幸な方も多かったようです。

テレビの映像でも、体育館の寒い床にダンボールを敷いて、毛布にくるまって眠る人の痛々しい姿も映し出されていました。

ただでさえ災害のため気持ちが不安なところに、寒い床で眠ったり、塩分の多いカップめんやコンビニのおにぎりなどの食事をとらなくてはなりません。致し方ないとはいえ、すべてが血圧にはよくないことばかりです。

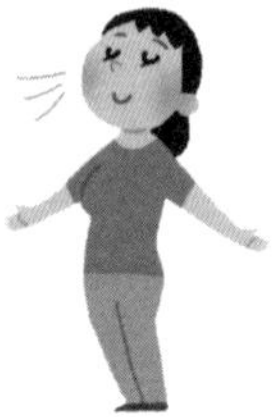

**非常食の備蓄が叫ばれる昨今、温かくて塩分も配慮した「減塩非常食」がもっと開発されてほしい**ものです。

いずれにせよ、災害やスピーチといった不安・興奮の前、最中には何度か深呼吸、とくにゆっくり息をはくことで、心も血圧も安定に向かいます。

普段の暮らしの中でも、寒い戸外に出る（室内に戻る）、湯船から上がる、といった血圧が変動しやすいときの深呼吸も案外、血圧によいかもしれません。

## 一日1万歩。通勤や買い物時間を有効活用

減塩に比べるとやや即効性は劣るものの、運動の継続も、血圧を下げて安定させる効果があります。

運動をすると、足先など末梢《まっしょう》の血管が開き、血液がスムーズに流れるようになります。同じ血液量の場合、血管が広がったぶん、流れる面積が増えるため、圧がゆるやかに下降するというわけです。

また、適度な運動習慣はカロリー消費を増すばかりでなく、筋力の増加（または維持）の効果もあり、代謝がよくなります。同じ量を食べていても、より太りにくい体になると思われます。

肥満は高血圧の原因の一つですが、継続した運動は、肥満を防ぎ、結果として血圧を下

げてくれるのです。

難しく考えず、ちょっとした日々の意識で運動習慣はつけられます。

通勤や買い物の時間を運動時間として取り入れ、「降圧時間」にしてみましょう。

**・週に3度は1駅手前で降りて、15分多めに歩く。**
**・オフィスでは2階上、3階下まではエレベータを使わず階段で。**
**・買い物の往復は自転車や自動車利用を減らし、スニーカーで早歩き。**

毎日の生活の中に少しずつ工夫を加えれば、一日の運動量は増加させることができます。

通勤や買い物に行くときなども含めて、「一日1万歩」を目安にしてください。

あるいは、時間を目安にすることもできます。

仕事や家事を除いて、一日30分の運動を毎日、もしくは一日1時間の運動なら週に2回程度を目安にすればよいでしょう。

## ムリな筋トレより、早歩きの有酸素運動

では、どのような種類・強さの運動がよいのでしょう？

ひと言でいえば、ムリのない動的運動で有酸素運動です。逆に、いきみが多い等尺運動（アイソメトリクス）は趣味の範囲ならともかく、やりすぎはオススメできません。

一例では、**ベンチプレスで最大重量を上げるとき、人の血圧は４８０くらいまで上がる**ことが知られています。

早歩きや水中ウォーキング、体力のある人ならスロージョギング、自転車漕ぎ、水泳といった、酸素を吸って吐く有酸素運動がオススメです。

その際、毎分の心拍数が１００を超える程度の強度を目安としてください。別の尺度でいえば、各人の全力に対して半分〜６割程度の強度と思ってもかまいません。

かんたんにいうと、**「友達と会話できる程度の速さ」の運動がその人にとって、ちょうどよい強さの運動**です。

この強度で毎日なら30分、または一日おきに60分を20週続けると、徐々に血圧が下がっ

## 血圧を下げるよい有酸素運動、よくない運動

### ○ よい運動

ウォーキング
水中ウォーキング
自転車漕ぎ
ラジオ体操
階段の昇り降りや
その場足踏み
など

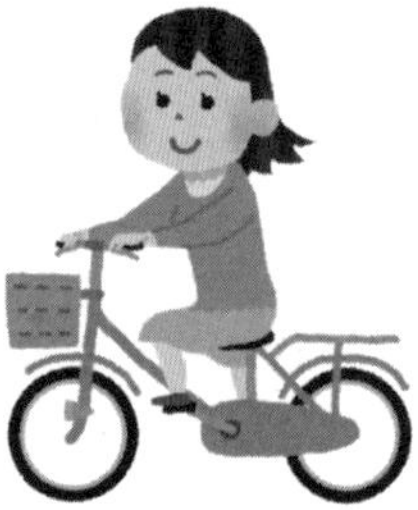

### △× よくない運動

過度の筋トレ
（ベンチプレス、バーベル
上げ…）
競争の要素が強いスポーツ
（ゴルフ、マラソン…）
など

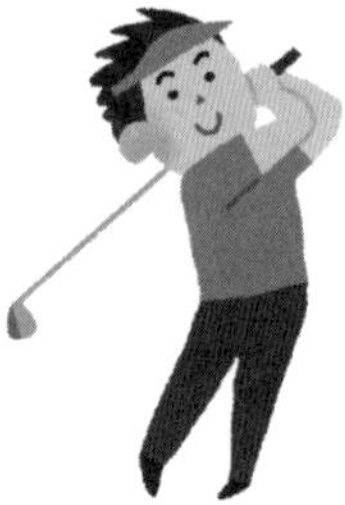

できます。

「ムリなく、適度な」継続できる運動がよいのです。

こうしたムリのない有酸素運動なら、通勤時の早足や「1駅余分歩き」として実行できます。

営業職の人なら、近場の営業はクルマを使わず、徒歩や電車＋徒歩で行ってみるのもよいでしょう。

三日坊主で強い運動をするよりも、ムリのない有酸素運動を長く続けることが大切です。

## 「渡辺式ふくらはぎパンパン法」で、血圧を下げる

心臓は血液を送り出すポンプです。心臓というポンプが送り出す血液は、動脈を通って体のすみずみに送られます。

そして、今度は静脈を通って心臓に送り返されます。

その際にポンプの役割を果たすのが筋肉で、中でもふくらはぎは「第二の心臓」と呼ば

## 渡辺式ふくらはぎパンパン法

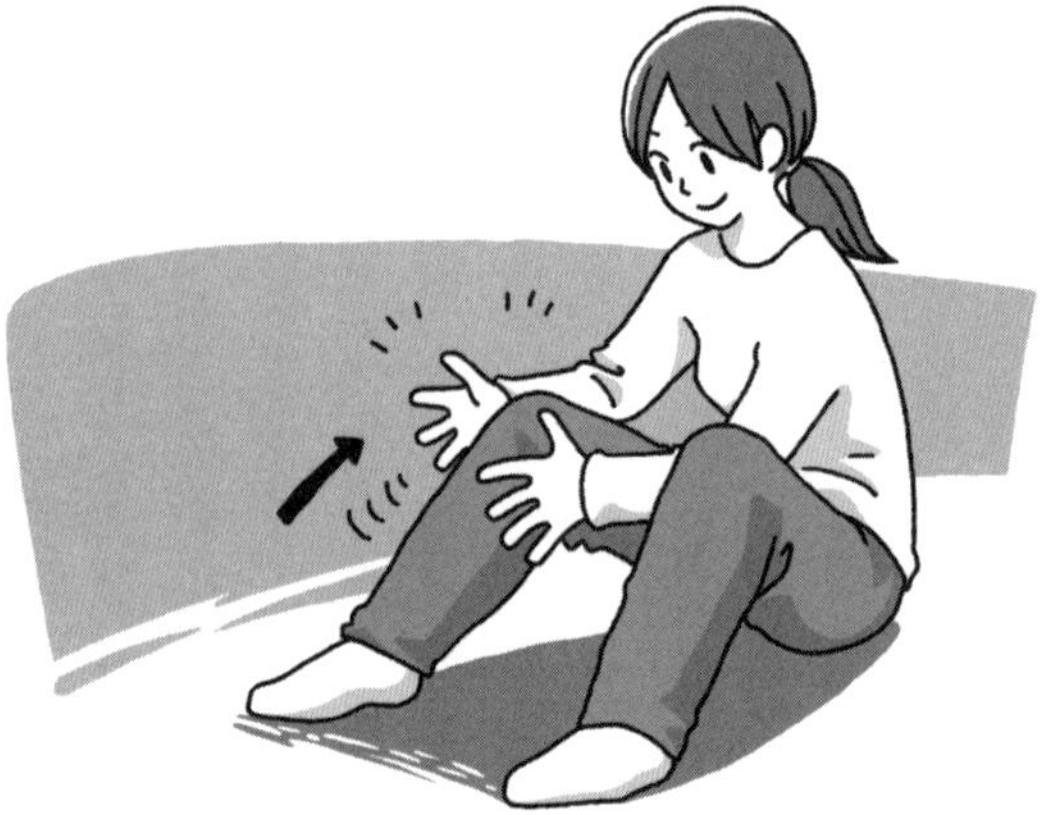

れるほど血液循環のうえで大事な役割を担います。

ふくらはぎは、よく収縮して静脈を圧迫し、下肢の静脈を圧迫してポンプのように血液を心臓へと送り出す役割をもっています。

ところが、**長時間座り続けたりすることで、このポンプの機能が弱まってしまいます。結果として静脈の血流が滞り、コリや冷え、むくみ、ひいては血圧上昇の原因**になってしまうのです。

その最たる例は、足の静脈にできた血栓が肺にまで飛んで詰まってしまい、肺《はい》塞栓症《そくせんしょう》をひき起こす、いわゆるエコノミー症候群です。

そのような最悪の事態を避ける意味からも、ふくらはぎの筋肉を利用して、その収縮で静脈を圧迫して血液を流れやすくするのです。

日ごろから早歩きの習慣などで、ふくらはぎの筋肉を適度に使うよう意識してみましょう。

ふくらはぎの筋肉を刺激できればなんでもよいので、たとえば、長時間座らざるを得ない場合は、座ったまま、爪先立ちのようにしてふくらはぎを動かしたり、手でもんだりするのも効果的です。


しかしながら、ふくらはぎをもむのが難しいという患者さんが多かったので、私は**「渡辺式ふくらはぎパンパン法」**を考案しました。

両手の平のやわらかい部分で左右のふくらはぎを、パンパンたたきながら、下から上に上げていくものです。イスに腰掛けたり、床に座って、左右交互に5分もやれば、上半身も温かくなるし、血行がよくなり、血圧が下がります。

あるいは、クツの中で足指をグー・パーと広げたり、貧乏ゆすりもよいと思います。

# 5章

# 高血圧の恐ろしさとメカニズムを知ろう

## なめたらアカン！　高血圧は動脈硬化や生活習慣病の生みの親

この章では、高血圧のメカニズムや恐ろしさなどについてお話しします。

血圧が高いということは、体中の血管の内側に、強い圧力（血圧）がかかることです。本来、弾力性のある血管が固くなり、血液成分やコレステロールが血管壁に沈着します。

これがプラークです。血管の内膜にできたプラークは年月とともに石灰化し固くなる「ハード・プラーク」になるか、柔らかいうちにはがれて、なくなることもあります（このプラークが心臓や脳の動脈中に詰まってしまうと、心筋梗塞《しんきんこうそく》、脳梗塞《のうこうそく》の原因になります）。

**高血圧は、まさに動脈硬化《どうみゃくこうか》をひき起こす最大の原因なのです。**

動脈硬化が進むと、血管が狭くなり、血流が滞ることになります。そして狭心症《きょうしんしょう》や不整脈《ふせいみゃく》といった病気を起こします。

糖尿病の方は症状をさらに悪化させます。

そしてこの糖尿病も、動脈硬化の原因となります。

高血圧から不整脈や狭心症を生じると、どうしても運動を控えがちになります。そのため肥満がちになり、中性脂肪が増え、それがまた血圧上昇にもつながり、さらに動脈硬化が進むという悪循環になります。

このように、高血圧や動脈硬化、肥満、糖尿病といった状態は、密接に絡み合っているのです。

ですから、血圧を下げることは、動脈硬化やほかの生活習慣病の悪化を防ぐことになります。

## 心筋梗塞も脳梗塞も元を正せば高血圧が原因

血管内のプラークがはがれ飛び、心臓に血液を送る冠動脈に詰まれば心筋梗塞の原因になります。心筋梗塞になると、心臓の筋肉が壊死《えし》を起こし（くさる）、二度と元に戻りません。そのため、仮に一命を取り留めても壊死を起こした壁が破れれば、心破裂などにつながることもあります。

また、プラークが脳の血管につまると脳梗塞になります。

仮に脳梗塞や脳出血を起こさなくても、脳の血管が動脈硬化を起こしそれが進行すれば、認知症に進む可能性もあります。

つまり、高血圧や糖尿病からくる動脈硬化は、心臓や脳の大病をひき起こす可能性があるということです。

ちなみに、プラークが詰まると、腎臓の腎梗塞《じんこうそく》、脾臓の脾梗塞《ひこうそく》、肺臓の肺梗塞《はいこうそく》（肺塞栓《はいそくせん》。いわゆるエコノミークラス症候群）をひき起こします。

心臓と脳を含め、これら５つの臓器に流れている動脈にはバイパス（抜け道）がありません。そのため、動脈が詰まれば、他の血管からの血流の迂回《うかい》ができなくなり、詰まった場所から先の部分が壊死を起こすのです。

ちなみに肝臓などの臓器や下肢《かし》を流れる血管にはバイパスがあるので、仮に一カ所の血管が詰まっても大事には至りません。

いずれにせよ、死と隣りあわせともいえる大病、心筋梗塞や脳梗塞も、事の発端は日々の血圧の上昇である高血圧が大きな一因であるということです。

## たかが高血圧で、失明や足の切断にまで発展！

体の中で、動脈硬化が目で見える場所があります。それは、「目」です。健康診断などで、いわゆる「眼底検査」を受けた方も多いと思います。目の動脈硬化や眼底出血は、眼底検査によって目で見えます。

眼底出血とは、眼底部にある網膜《もうまく》表面の血管の破綻《はたん》や閉塞で起こる網膜の出血で、眼底出血が起こると（とくに眼底の中心部）、視力低下や、失明にもつながります。

そして、この眼底出血は、高血圧や糖尿病などによって起こります。

つまり、高血圧や糖尿病は失明にもつながることがあるのですから、やはりナメてはいけないのです。

また、高血圧から動脈硬化が進み、足（下肢）に「閉塞動脈硬化症《へいそくどうみゃくこうかしょう》」が見られる場合、虚血が極端に進むと、足が壊死することもあります。壊死した部分から、細菌などが入り込み、感染が広がったりすると、最悪の場合には切断しなければならないケースもあります。

このことから、高血圧は体の臓器や目、足など〝あらゆる〟ところに病気や不具合を起こす怖い病気であることが理解できると思います。

## ピロリ菌だけじゃない！　塩分過剰摂取も、胃がんの原因

胃がんの主な原因ともなる「ピロリ菌」について、報道される機会が増えてきました。検査でピロリ菌の有無を調べ、感染している場合はクスリの服用（一日2回、1週間程度）で除菌を行うことが増えています。

そのようなことから、胃がんの原因といえばピロリ菌と考える人も増えているかもしれませんが、じつは塩分の過剰摂取も胃がんの一因なのです。

というのも、**塩分摂取量が一日6グラム以上のグループと、6グラム未満のグループを比較すると、6グラム以上のグループで胃がんが多かった**ことが国内外の研究で示されています。

高血圧予防のイロハのイである減塩が、胃がんの予防にも効果があることをわかっていただけたでしょうか。

## ■いびきをかく人はさらに注意！

高血圧は万病の元といってきました。

とくに、前章で述べた睡眠時無呼吸症候群は、高血圧とセットになることで、脳卒中、心筋梗塞、狭心症などが起こる確率が高まってしまいます。

睡眠時無呼吸症候群の患者さんは、就寝中にいびき（呼吸）と無呼吸状態を絶えずくり返します。無呼吸の間は血管が縮んで血圧が上がり、いびきで呼吸をはじめると血圧は下がります。

何時間もそういった状態をくり返すのですから、さながらダッシュと休憩をくり返す激しい運動と同じといっても過言ではありません。

また、そうした症状が、血管を傷つけ、動脈硬化がさらに悪化することにもなりかねません。

また、国内では研究例は少ないものの、アメリカなど海外では高血圧にほかの生活習慣病などが合わさることで、性機能に障害（ＥＤ＝勃起障害など）が出るという研究もあります。ついでにいえば、高血圧の患者さんでは、性交中の突然死（いわゆる腹上死）が増加するという海外の研究報告もあります。

## まるでマージャンの役と同じ！
## 高血圧＋「高血糖、高脂血症、肥満」がそろえばリスクもはねる！

人は中年をすぎると体にさまざまな不調や変調を抱えるようになっていきます。

高血圧の症状がある人は、ほかにも血糖値が高かったり、あるいは中性脂肪が高かったりと、症状が「複合的に」なることも多いのです。

そして、この合わせワザこそが危険をもたらすのです。

わかりやすく、高血圧、糖尿病、高脂血症、肥満のそれぞれの単独リスクを仮に「１」としてみます。

たとえば、高血圧＋糖尿病なら１＋１＝２、高血圧＋糖尿病＋高脂血症なら１＋１＋１＝３。表面上はこのように思えます。

## これらの症状がある人は「死の四重奏」

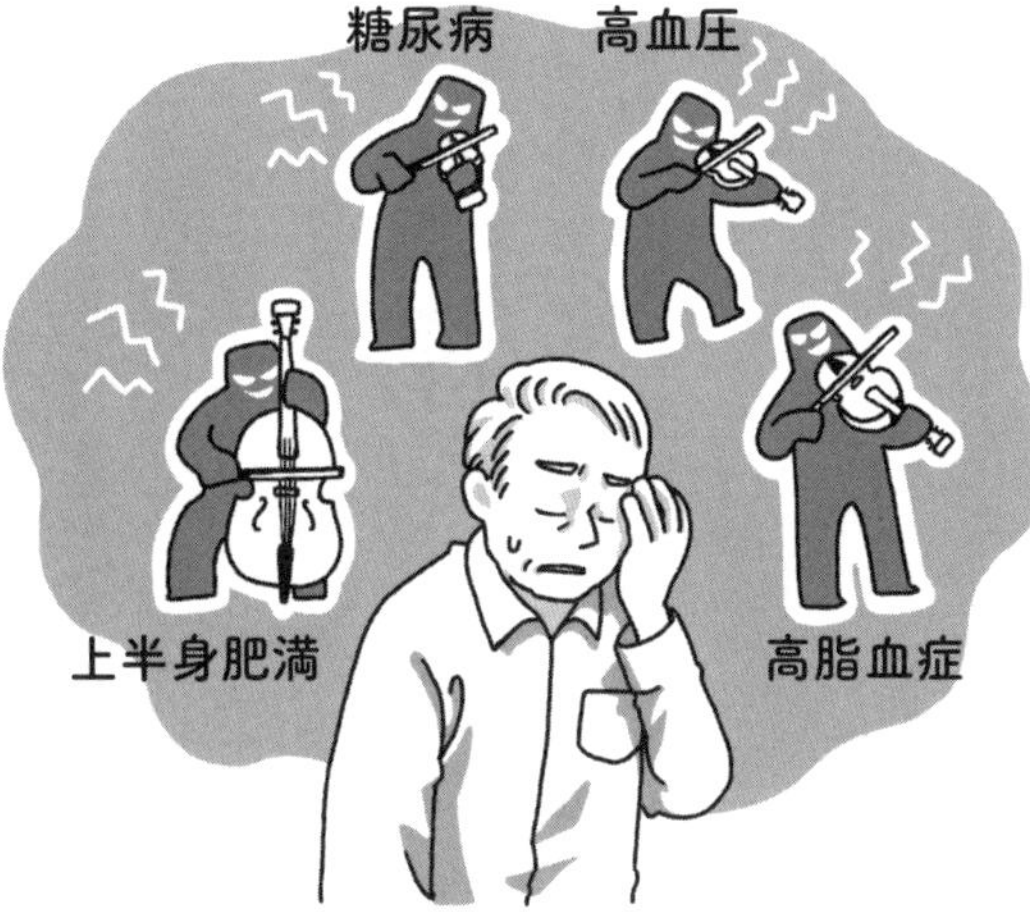


ところが、これらの症状が複数合わさることで、1＋1は3にも4にもなるリスクをはらんでいるのです。

米国のカプランという医師は、かつて、これらの症状がすべてある人をクラシック音楽にたとえて、「死の四重奏」と表現しました。

楽器単独の演奏は一つひとつの不具合です。それらが4つ合わさったとき、死につながる重大な不具合が起こりうるという指摘です。

弦楽四重奏のハーモニーは耳にも心にも心地よいものですが……「死（4・シ）の四重奏」はごカンベン願いたいもので

すネ。

血糖値や中性脂肪などが普段から高い方や、何らかのクスリをすでに処方されているといった方は、とくに血圧の上昇に注意しましょう。

そして、後述する血圧の正常値についても、ここまでなら大丈夫という上限を基準に考えるのではなく、より低めの値を目標にしましょう。

## 動悸や慢性疲労といった「不調」の原因にも

生活習慣病や心筋梗塞、脳梗塞といった重病だけでなく、高血圧はより日常的な不具合や不調の原因にもなります。

不定期に起こる動悸《どうき》や息切れ、また不整脈《ふせいみゃく》などが起こることもあります。

１００メートルほど歩いただけで足が疲れてしまう「間欠性跛行《かんけつせいはこう》」の方もいます。

「間欠性跛行」とは、高血圧や糖尿病からくる動脈硬化などの影響で血行不良となり足が痛くなって、長時間歩けない状態です（同様のことは脊椎管狭窄症《せきついかんきょうさくしょう》でも起こりますが、病態〈病状〉がちがいます）。

下肢に閉塞性動脈硬化があり、コレステロール値が高い高脂血症もある。そのうえ喫煙する人……こういう人は、突然、心疾患に襲われる可能性があります。

なぜなら、閉塞性動脈硬化症は、30～50％が冠動脈《かんどうみゃく》疾患、約20％が脳血管疾患の合併を起こすといわれているからです。

間欠性跛行までいかなくても、足の慢性疲労などで続けて運動・行動することが困難になってしまうと、肥満の原因にもなります。また、女性の場合、肥満がストレスになり、さらに生活習慣がくずれる、といった負の循環に陥ることもあるでしょう。

高血圧は万病の元。体はもちろん、心の健康にも悪影響をおよぼすことがあるのです。

## そもそも高血圧とは？

さて、ここからは、高血圧の中身とそのメカニズムを中心にまとめてみましょう。

人の血圧は、一日の暮らしの中で上下をくり返しています。

激しい運動をしたり熱いお湯に浸かったり、固いものをかんだり、排便時にいきんだりすることで、一過性の（一時的に）血圧は上がります。

逆に、寒い戸外から温かい屋内に戻ったり、温めの湯にリラックスして浸かっている間は一般に血圧は下がります。

しかし、このような「一過性」の血圧上昇は高血圧とはいいません。

普段、つまり安静の状態で血圧がつねに基準値より高い状態のことを「高血圧」と呼んでいます。

何か特別なことをしているわけでもない安静時にもかかわらず、慢性的に血圧が高い。それが高血圧なのです。


現在のところ、正常な血圧は、診療所や病院の外来で医師や看護師が測定したとき、上（収縮期《しゅうしゅくき》）が140㎜Hg、かつ下（拡張期《かくちょうき》）が90㎜Hg未満です。上下のいずれかの値か両方がこの基準値以上なら高血圧ということになります。

なお、この数値は、外来で医師や看護師が最低2回以上測定した数値の平均から割り出します。なぜなら、病院まで早歩きで来てすぐに血圧測定した場合と、待合室で落ち着いてゆっくりした後に血圧を測る場合では、前者のほうが高めに出やすいのに対して、後者ではリラックスしているため低めに出たりするからです。

ところで、血圧測定では2つの値が記録されます。「上」は収縮期血圧（最大血圧）、「下」は拡張期血圧（最小血圧）といいます。

心臓は、収縮と拡張をくり返すポンプの働きをすることで、血液を送り出しています。心臓が収縮するとき、血液は大動脈に送り出され、血管に高い圧力がかかります。これが収縮期血圧（最大血圧）です。

逆に、血液を送り出した後に心臓が拡張して、大動脈弁が閉じてしまいます。このときに動脈内の血圧はもっとも低くなり、これが拡張期血圧（最小血圧）です。

## ■家庭での基準は異なる

外来ではなく、家庭で測る場合は外来より5㎜Hgだけ低めの値となります。上（収縮期）が135㎜Hg、下（拡張期）は85㎜Hg未満が家庭での正常血圧です。

家庭での計測のほうが基準となる数値が低いのは、家ではリラックスして測れるため、血圧がやや低めに出るからです。

## 人間ドック学会の基準値にダマされるな

２０１４年４月１日、日本高血圧学会は２０１４年ガイドを発表し、高血圧は上（収縮期）が１４０㎜Hg、下（拡張期）が90㎜Hgとしました。

ところが、そこからわずか２週間後に、今度は日本人間ドック学会と健康保険組合連合会が、「新たな健診の基本検査の基準範囲」を発表してしまったのです。

人間ドックを受けた人（１５０万人）から、健康と判断された人約１万～１万５０００人を選び、その検査値から血圧や血糖値、コレステロール値、肥満度などについて、人間ドックの血液検査で「異常なし」とする新たな基準範囲を策定する、としました。

人間ドック学会は、これまで「健康な人」の血圧の基準値を、上（収縮期）が１３０㎜Hg未満、下（拡張期）は83㎜Hg未満（男女共通）としてきました。

ところが、新基準では、勝手に上（収縮期）が１４７～88㎜Hg、下（拡張期）は94～51㎜Hg（男女共通）と、基準値を大幅にゆるめてしまったのです。

そして、一部のメディアなどでは「高血圧の基準、緩和へ」といった報道がなされ、医療現場や患者さんに誤解を与える結果となりました。

「なんだ、147でも問題ないのか！」

「先生、クスリ（降圧薬）、やめてもいいですか？」


医療現場では大混乱が起こりました。

私の患者さんも、この基準を鵜呑《うの》みにして、私の忠告に耳を貸さず勝手にクスリを飲むのをやめてしまった方がいます。

おまけに、「血圧は260でも大丈夫」と話す先生まで現れ、マスコミも大騒ぎとなりました。


この際、**ハッキリいっておきますが、人間ドック学会の発表はまちがっています。**

この新基準は、タバコを吸わず、酒も一日1合未満、肥満にも当てはまらないという非常に健康な人から割り出された基準であり、すべての人に当てはまるわけではないのです。

そのうえ、医師や看護師が測定する血圧には、医療現場で血圧が上昇する「白衣高血圧」が考慮されていません。

人間ドック学会の発表した値は、白衣高血圧の値も通常の血圧値として入れた医療現場での血圧なのです。白衣高血圧を入れれば高くなるのがあたりまえです。

一方、高血圧学会の基準は、家庭血圧を考慮して判定するようにしています。

## ■基準はあくまで上が140㎜Hg、下が90㎜Hg未満！

先述した外来での平均計測値で、上（収縮期）が140㎜Hg、下（拡張期）が90㎜Hg未満、家庭での測定なら上（収縮期）が135㎜Hg、下（拡張期）は85㎜Hg未満が正常値です。

人間ドック学会が新基準を発表してから3カ月、日本高血圧学会は「日本でも世界でも、（外来計測で）上（収縮期）が140㎜Hg、下（拡張期）は90㎜Hg未満が正常血圧」とする旨の発表を行い、広まった誤解を正そうとしています。

一般に、加齢とともに多かれ少なかれ動脈硬化が進み、血圧（とくに上の収縮期血圧）は上がる傾向にあります。また、先に述べたように、高血圧にプラスして糖尿病や高脂血症といった症状があることで、病気のリスクは高まります。

そのため、外来での上（収縮期）が140㎜Hg、下（拡張期）が90㎜Hg未満は、あくまで最低限の値であり、理想は上下ともさらに低いほうが望ましいといえます。

現在健康で大きな問題はない、という人でも、「将来的には、血圧は上がるもの」とご理解いただいて、健康なうち、若いうちから血圧管理に励むべきでしょう。

## 心電図ではわからない。不整脈を見つけるホルター心電図

健康診断などで、心電図の計測を経験した人も多いことでしょう。たとえば普段から血圧が高めで、動悸や息切れ、不整脈といった症状がある人などにとって、心電図は心臓の状態を知ることができる有効な検査です。

とはいえ、一般的な検査で用いる心電図（12誘導心電図）には限界もあります。

なぜなら、計測時間がわずか16秒と短いからです。心電図グラフの横の長さ2・5センチが1秒に当たりますが、16秒（40センチ）の結果は、一日の中のほんの一瞬を切り取ったにすぎません。

一瞬のスナップショットの中に、〝偶然〟明らかな不調（不整脈など）が現れ、問題発見につながることももちろんあります。

ただ一方で、本来は治療を要する問題を抱えているのに、16秒間には問題が現れないこともあります。また、さほど深刻な問題はないのに、偶然にもスナップショットの結果が悪く、過剰な心配や治療につながることもあるかもしれないのです。

このように、一般的な心電図には限界もあり、通常のメタボ健診では異常が発見できないかもしれないのです。

そこで、健康診断の結果が悪かった人や入院患者さんなどに向けて、より精度の高い心電図検査を施すこともあります。

やや専門的な話になりますが、ホルター心電図という機器を用いた24時間の検査です。胸に数枚の電極を貼りつけ、キャラメルの箱より小さいサイズのレコーダーにつなげて衣服を着ます。その状態で、24時間、普通の生活をし、病院で外してもらって結果解析を待ちます（装着中は入浴不可ですが、最近は可能のタイプもあり）。

一般的な心電図がスナップショットなら、ホルター心電図は24時間の動画です。そのため、たとえば不定期に襲ってくる胸痛や不整脈の原因解明にも役立ちます。

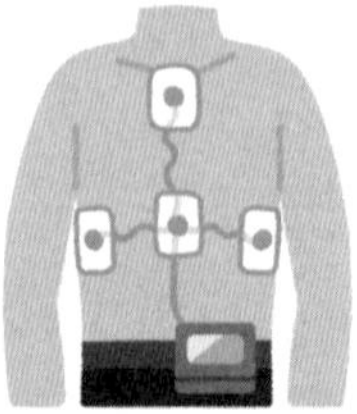

ホルター心電図

高血圧は、動脈硬化から、狭心症や心疾患といったほかの重大疾病につながることは前章で述べました。

高血圧に加えて動悸や胸の痛みのある人や、健康診断での心電図で異常が見つかった人、あるいは心臓病で入院中の人などは、このホルター心電図を装着する必要があります。

保険診療が可能なため、さほど費用の心配もありません。

## 渡辺式オススメ3点セット＝心臓、頚動脈のエコー、血管の弾力性チェック

ホルター心電図のほかにも、保険診療が可能な専門的な検査があります。高血圧のほかに心臓病のある人にはオススメです。

名づけて「渡辺式3点」セットです。

**一つは心臓エコー検査。**

超音波を発する機械を心臓に当ててエコー（反射波）を受信し、心臓の形や機能の異常を発見するというものです。これによって、心肥大や先天的な心臓病を発見したりするこ

とができます。

次に、**頸動脈《けいどうみゃく》エコー検査**。

脳と心臓をつなぐ頸動脈に、心臓エコー検査と同様の検査を行い、結果として動脈硬化の進み具合や、血管壁にコレステロールなどが沈着してできるプラークというこぶの大きさなどを調べることができ、脳梗塞の予防につなげることもできます。

最後が、**血管の弾力性を見る検査**です。

「CAVI（キャビ）検査」など、いくつかの保険適用検査があり、動脈の弾力性やいわゆる血管年齢がわかるというものです。また、上腕血圧と足首の血圧の比の値を「AB《エービー》I《アイ》」といいますが、この比が1・0未満だと、前述した閉塞性動脈硬化症を見つけるのに役立ちます。

この3点セット検査は、人間ドックなどでも受けることができます。受ける際には、検査内容を確かめてみてください。

## ■原因不明の不整脈から、心筋梗塞まで

高血圧とその先にある生活習慣病や心疾患などは、具体的な症状が出るまでは自覚症状がありません。

ですから、「サイレントキラー」と呼ばれています。

患者さんの中にも、「痛みや不調がないので」と検査やクスリの処方を嫌がる人もいます。また一度、症状が出て治療をしたのに安定するとやめてしまう人もいます。

極端な例では、私の患者さんの中で少し脈が遅く、毎月1回の割合で、ホルター心電図による24時間の心電図を3年間撮り続けた人がいました。

結果的に、3年後に脈拍数が大幅に減少して、ペースメーカーを植え込みました。

つまり、不整脈や心筋梗塞、脳梗塞の発作はいつ起こるかわからない。逆にいえば、いつ、どのように備えるか、という難しさがあります。

そのようなケースでも、通常の検査に加えてホルター心電図や3点セットを活用することで、「心血管系の不具合」を明確に把握できることもあるのです。

ホルター心電図で狭心症のような変化をとらえた場合、心臓CT検査を行います。たと

えば「心臓の冠状動脈の狭窄率（血液を遮る率）」が75％、つまり4分の3以上が狭くなる状態になると有《ゆう》意《い》狭窄《きょうさく》といって問題となります

3点セットや、さらに心臓ＣＴスキャンなどを用いた検査で、冠状動脈の狭窄率がわかれば、大事に至る前に治療することができます。

## 高血圧の最大の原因は、やっぱり過剰な塩分

環境因子の中で高血圧をひき起こす最大原因の一つが、塩分の過剰な摂取です。

人の体は、塩分をとると交感神経を刺激し、血管の一部が縮みます。

また、体内に取り込まれた塩分は、余分な水分を呼び込み、血液量を増加させて血管をふくらまし、結果として血圧を上げてしまいます。

醤油せんべいやポテトチップスなどの塩辛いお菓子を食べたとき、ノドがかわいてお茶やジュース、人によってはビールなどを飲みたくならないでしょうか？

塩分をとりすぎると血液が濃くなるため、私たちの体は自然と水分を欲し、それによって血液を薄めようとするわけです。このように塩分の成分・ナトリウムには水分を体にた

めこむ作用があります。

余分な水分が増えると、より血液量が増えます。

ただでさえ、血管が縮んでいるところに、通常より多い血液が流れるのです。ダムや家庭の水道管と同じで、管に100リットルの水が流れているのと比べて、110リットルの水が流れる場合は、管の内側にかかる圧力（水圧）は10％増える理屈です。塩分の過剰摂取は、そのまま血液量を増やし、結果として血圧を上げるのです。

高血圧の人が、一日の塩分摂取量を1グラム減らすと、血圧が1㎜Hg下がることがわかっています。また、減塩は血圧を早く下げるという意味では、「即効性」があります。

## 一日0・08グラムで一生低血圧の、アマゾンのヤノマミ族

先に少しお話ししましたが、アマゾンの熱帯雨林に暮らす、ヤノマミ族という先住民族がいます。

ブラジルとベネズエラの国境付近で狩猟や採集を生活の手段にしている彼らは、世界一血圧が低い民族なのです。

ヤノマミ族の人たちの血圧は、男性で上（収縮期）が96㎜Hg程度、下（拡張期）が60㎜Hg程度しかありません。

しかも、加齢による血圧の上昇もほとんど認められません。つまり、一生、このような低い血圧を保ち続けるのです。

驚くことに、彼らの一日の塩分摂取量は、たったの0・08グラム！

私たちのおよそ100分の1かそれ未満しか塩分をとっていないのです。というのも、近くに海があるわけでもなく、調味料としての「塩」が存在しないからです。

普段、彼らは動物や魚、バナナやキャッサバ（タピオカ）をとって自給自足の暮らしを送っています。交易なども原則としてなく、塩をほかから買い求めることもありません。

そのような、「絶塩」に近い暮らしを長年続けてきた彼らには、「高血圧」という症状が存在しないのです。

また、彼らはアルコールや乳製品を飲まないほか、精製した砂糖も食しません。豊富な運動量もあって肥満もほとんど見られません。

塩分をほとんどとらない（食べ物にもともと含まれる塩分しかとらない）うえに、よく運動をし、血圧上昇の一因になるお酒も飲まない。余分な糖分や脂質の摂取も少ない……彼らは、まさに高血圧予防の見本のような暮らしをしているのです。

アマゾンまで出かけなくても、数日ほど集中してヤノマミ族の食生活を疑似体験してみることもできそうです。

テーブルから塩やソース、しょうゆをなくして、自然のダシや薬味だけで食材を調理・飲食するのです。72ページで紹介した「渡辺式・反復一週間減塩法」が参考になるかもしれません。

## 遺伝と生活習慣の関係は？　高血圧と日本人

ヤノマミ族の例はやや極端かもしれませんが、人は今よりずっと少ない塩分摂取でも十分に健康に生きていけることを示しているといえます。

先祖代々、塩分の摂取が少なかった人たちの間では、少ない塩分でも健康に暮らせる「体質」が形づくられていくようです。

「食塩感受性《しょくえんかんじゅせい》（高血圧）」という用語があります。

摂取した塩分を、体内に留め置こうとする傾向が強い人は、「食塩感受性が強い」のです。こういう人は食物の塩分の影響を受けやすく、塩分で高血圧になりやすいといえます。

逆にその傾向が弱い人は、「食塩感受性が弱い」というわけです。弱い人は食物の塩分の影響を受けにくいといえます。

この傾向は平たくいえば、いわゆる遺伝と考えてもよいでしょう。

たとえば、アフリカのサバンナなどで暮らしてきたアフリカ人（黒人）は、暑さで汗をかきやすいうえに食塩が手に入りにくい環境下で暮らしてきました。

そのため、塩分を体内に貯めておく必要があり、長年の間に食塩感受性が強く（高く）なってきたと考えられます。

逆に、意外と薄味が多い白人は食塩感受性が低く、私たち黄色人種は、黒人と白人の中間くらいと考えられています。

ただし、あなたがどちらのタイプかは正確にはわかりません。

ですからまずは、塩分を控えたほうがよいのです。

多忙な現代生活ではファストフードをはじめとする外食や塩分の多いインスタント食品が増えがちです。

日本人の塩分摂取量は下がってきたとはいえ、アメリカやヨーロッパと比べるとどうしても高いため、元来高血圧になりやすいのが日本人です。

そのことを肝に銘じて、生活習慣の改善を心がけましょう。

病院やクリニックで、「ご家族に高血圧の方はいらっしゃいますか?」などと問診された経験もあるかもしれません。

高血圧は遺伝することが多いので、家族に高血圧になった人のいる方は将来的に高血圧になる可能性があるので、より注意が必要です。

おまけに高血圧傾向の家庭では、塩の多い「おふくろの味」が好まれている場合があります。

たとえ遺伝は変えられなくても、「おふくろの味」はうすくできます。うす味を好むようになれば、血圧が上がらなくてすむのです。

## ストレスも血圧上昇の一因

4章でも述べましたが、極度な喜怒哀楽の感情によって、慢性的に血圧が上がることもあります。

その筆頭が「精神的ストレス」でしょう。

仮面高血圧の項でも述べたよう、仕事場で過度のストレスにさらされ続けている人は、家庭にいるより職場にいるときのほうが慢性的に血圧が上がるといった例も多々あります。

慢性のストレスもしくは緊張と血圧上昇の明確な因果関係は、中年男性の研究で示されています。

私の経験では、ストレスそのものもさることながら、ストレスが二次的な血圧上昇を呼び込むことがあると感じます。

どういうことかというと、ストレスがあると、食欲が増して食べすぎたり、酒を飲みすぎて、自堕落な生活を送ってしまうことがあります。あるいは、せっかく続けてきた運動習慣を「もう、いいや」とやめてしまったりする人さえいます。

もうおわかりでしょうが、食べすぎや酒の飲みすぎは、塩分摂取の増加にも結びつきやすいのです。

やはり、ストレスは高血圧の大敵なのです。

運動不足も高血圧をひき起こす一因です。

運動不足から肥満になり内臓脂肪が増え、脂肪細胞が大きくなると、この細胞からインスリンを効きにくくする物質が分泌されます。その結果、血糖値だけでなく腎臓からのナトリウム再吸収の量も増え、ナトリウムが体の中にたまり、血圧が上がります。

また、運動不足の人ほど、足先などの末梢血管《まっしょうけっかん》があまり拡張していません。逆に運動をしている人は、末梢血管が拡張していて「抵抗」が少なく、血液が流れやすいのです。

同じ血液量なら流れる管（血管）が太いほうが血圧は下がる理屈で、このことからも、運動不足は血圧を上げる結果となるのです。

さらに、肥満が進むと、睡眠時無呼吸症候群が起こりやすくなります。

一つの目安として、ＢＭＩ（ボディマスインデックス。体重〈kg〉÷〔身長〈m〉×２〕で算出）が22未満なら、ひとまず安心です。逆に22以上の人なら減量を意識すべきです。

## 酒は「避け」ましょう。タバコはやめましょう

ほかにも高血圧の原因になることがあります。

まずは酒。

「酒は避け（さけ）ましょう」と覚えます。

とはいえ、適度な飲酒は、血圧を下げてくれるのです。

というと、「明日から飲もう」という人も出てきそうですが、あくまでも日本酒1合程度の適量なら、という条件つきです。

湯船に浸かってしばらくし、リラックスしているときと同じ理屈で、適度な飲酒は血管を弛緩《しかん》させ、ホースが太くなるぶん、結果として血圧が少し下がるのです。

もちろん、飲みすぎるとこの限りではありません。

しかし、適量の場合は、個人差はありますが、飲酒から1～6、7時間程度は平時より血圧は低下する傾向にあります。

ところが、**飲酒の翌朝、今度は血圧が上がる傾向にある**のです。とくに適量を超えて飲

みすぎた場合、その傾向は顕著です。

なぜ飲酒の翌朝に血圧が上がるのか？　じつはその因果関係はよくわかっていません。帝京大学の河野雄平《かわのゆうへい》教授（前国立循環器病研究センター部門長）は、高血圧の研究で著名な方ですが、氏も「原因はわからないが、飲酒の翌朝、血圧は上がる」という趣旨のことをお話しされています。

血圧のメカニズムに限らず、人の体はまだまだわからないことだらけです。

いずれにせよ、飲酒時には一時的に血圧は下がっても、飲む量が増えると朝型には血圧は上昇します。アルコールの代謝物・アセトアルデヒドが交感神経を興奮させて、血圧が上昇するのかもしれません。

そのため、「朝方高血圧」の傾向が強い人ほど、飲酒はほどほどに、が原則です。やはり「酒は避け（さけ）ましょう」ということです。

また、酒そのものだけでなく、「ツマミ」を食べすぎて塩分摂取量が増えることもあります。珍味に乾き物、練り物……酒の肴《さかな》は一般に塩分が高く、飲みすぎはそのまま塩分摂取量の増加にもなるのです。

どうしても「避け」られない人の場合、一日に日本酒1合程度（ビールなら500ミリのロング缶1本）が適量です。

## ■タバコを1本吸うと、血圧が15分間も上がる

タバコも血圧にはよくありません。血圧管理の面からだけでなく、肺がんの誘発を含めてタバコは百害あって一利なし。今すぐやめましょう。

浮いたタバコ代は、家庭用血圧計や減塩を意識した食材購入に回せば、さらにベターです。

タバコを吸うと、末梢の血管が縮まってしまい、血液が流れる面積が減ることで血圧は上がるのです。

喫煙者の患者さんにタバコをやめるようにいうと、次のように返ってきます。

「すいません（すみません）」

つまり「吸いません」ではない。このような患者さんにタバコをやめてもらうには、数値をつきつけるのが一番。

「タバコを1本吸えば、血圧は10～20㎜Hg上がり、その状態が15分続きます」

こういうと、たいていの患者さんは顔色を変えます。

先に、1グラムの減塩で1㎜Hg血圧が下がると述べました。

一時的な現象ですが、タバコを1本吸わないことは、一日10～20グラムの減塩に匹敵するインパクトがあるということです。

しかも、血圧上昇が15分続くということは……一日に1箱（20本）を吸う人なら、単純計算で300分、つまり5時間高血圧が続く計算です。寝ている時間や食事・入浴時間などを省いていくと、起きている時間のほとんどが高血圧状態になりかねないのです。

タバコは肺がんの原因になり、1本吸うと5分30秒寿命が縮みます。

ここまで説明すると、さすがのヘビースモーカーも、少しは禁煙を考えてくれるようになるかもしれません。

## サプリは効かない。漢方の甘草は、肝臓にはよいが血圧には要注意

患者さんや講演を聞いてくれた人から時おり受ける質問が、サプリメントについてです。自然由来の植物や青魚、納豆や漢方などを用いたさまざまなサプリが各社から発売されています。

「〇〇によい」という含有成分についても、次々と新手の名前が登場し、覚えきるのもなかなか大変です。

クスリには抵抗があっても、サプリには抵抗を感じないという飲みなれた人がいるのかもしれませんが……私の考えは、「サプリよりはクスリ」です。

少なくとも、高血圧によいという各種のサプリを飲んで、症状が改善したという患者さんを私は知りません。

また一般論ですが、ドリンク剤やゼリーなどのサプリは高カロリーになることもあります。高血圧予防、ビタミン補給、ヒザ関節を守る、眼精疲労に効く……一日に何種類もの

サプリを飲む人もいますが、そのぶんのカロリーをきちんと計算しているのか、不安になります。

金銭的に見ても、一般にサプリは、処方箋によるクスリよりも高価です。

次章で述べるように、医師とよく相談のうえ、自身の症状に応じたクスリを選び、服用する。同時に生活習慣の改善や運動も続け、クスリの量や飲む頻度を減らしていき、最後はクスリナシでも正常血圧になるようもっていく。

これが理想の姿です。

甘草《かんぞう》という漢方をご存知でしょうか。

抗アレルギーや解毒、痛み止め、抗炎症作用や肝庇護《かんひご》作用といった薬効をもつもので、身近なところでは、葛根湯《かっこんとう》や甘草湯《かんぞうとう》など多くの漢方薬にに含まれることがあるほか、ノド飴《あめ》や健康補助食品、みそにも甘味料として含まれることがあります。

この甘草をたくさん摂取すると、体内にナトリウムを蓄えてしまうのです。

甘草の主要成分であるグリチルリチンは、副腎皮質にあるアルドステロンというホルモンに似た働きをもっています。このホルモンは、ナトリウムの再吸収を促進して、体に塩分を保持する働きがあります。したがって、体内に塩分がたまりすぎて、血圧が上昇するのです。また、血中のカリウムが低下して筋力低下や不整脈を起こすこともあります。

ですから、血圧の高い人が、治療のために甘草を一日量1グラム以上含有する漢方薬を長期服用するときは血圧に気をつけましょう。


このように、サプリや漢方には注意も必要です。

医師から高血圧のクスリを処方されるときは、それまで飲んでいたサプリや漢方のことも申告し、クスリ選びの参考にしてもらってください。

## 「油断」してください。減塩、脂分カットが効果的

高血圧が単独である人より、高脂血症や糖尿病といった症状が複合している人のほうがリスクは大きくなると述べてきました。

本書では、高血圧予防の観点からうるさいほど「減塩」を提案してきましたが、高脂血症（とくに悪玉コレステロールの高い人）などがある人には、余分な脂肪を減らす努力も

大切になります。

私の患者さん（男性）の中で、かつて125キロあった体重を85キロまで落とした人がいました。この方は減塩や高血圧予防にも積極的でしたが、とりわけ肥満（それ自体、高血圧の一因！）の解消に積極的でした。

彼が何をやったかといえば、「油断《ゆだん》」です。徹底して「油」を断ったのです。

日常生活や仕事のうえでは油断は大敵ですが、肥満解消には「油断」がオススメなのです。

この方は、天ぷらは衣をすべてはがして食べるほどの徹底した「油断」をした結果、10カ月くらいで、40キロもの減量に成功したのでした。

減量は無呼吸症候群のある方にも効果があります。

太り気味の人や悪玉コレステロールが多いといった人は、ぜひ減塩に加えて「油断」も意識してみましょう。

## 年に1回の人間ドックがオススメ

減塩大作戦の「反復一週間減塩法」と同様、ぜひ習慣づけしたいのが最低でも年に1回の人間ドックです。

特定検診や簡易の血液検査ではわからない、さまざまな症状や不具合も、人間ドックを受診することで発見されることがあります。

年に一度、必ず人間ドックを受けることを習慣にしてしまえば、加齢による体の変化もわかり、それ自体が自身の宝物になること請け合いです。

人間ドックを受けて、大きな問題がなければそれはそれでよし。

もし、何らかの不具合があった場合は、結果を受けてかかりつけの医師などとともに、対策を考えていくのです。

さらに減塩をするか、「油断」を強化するか、はたまた高血圧予防のクスリを飲むか、替えるか、減らすか……人間ドックは、発見しにくいがん対策などに有効なだけでなく、血圧の管理という面からもオススメです。

また、人間ドックを受けるとなれば、人の心理として普段から節制を心がけるものです。とくに、受診までの1カ月ほどは、酒を控えよく眠り、減塩や「油断」も普段より熱心に行うものです。

そうした面からも、人間ドックを習慣にすることはオススメです。

## かつて血圧の基準値は、今よりもウンと高かった

現在、正常な血圧は外来での計測なら上（収縮期）が140㎜Hg、下（拡張期）が90㎜Hg未満を指します。逆に、この数値以上なら高血圧ということです。

なお、この数値は、外来で医師や看護師が最低2回以上測定した数値の平均から割り出します。すでに述べたように、医師の白衣に緊張したり、いつもと違う医師が測ることで血圧が高く出てしまったりすることも多いからです。

また、家庭で測る場合は外来よりやや低めの数値、上（収縮期）が135㎜Hg、下（拡張期）は85㎜Hg未満が正常血圧です。

家庭での計測のほうが基準となる数値が低いのは、家ではリラックスして測るため、血

圧がやや低めに出る傾向にあるからです。

ちなみに、この基準は日本高血圧学会による「高血圧治療ガイドライン２０１４」でも基準としています。

では、以前はどうだったのでしょう。

驚かれるかもしれませんが、１９８０年代後半まで、ＷＨＯ（世界保健機関）の基準では、正常血圧は上（収縮期）が１６５（または１６０）㎜Hg、下（拡張期）が95㎜Hg未満とされていたのです。下の値は５しか違いませんが、上の値が現在とは25（または20）もちがっていたのです！

## ■常識や基準値は時代とともに変化する

このことからもわかるように、医学の進歩や機器の発達によって、「適正」や「常識」は変化していきます。

かつては、今の基準より高くてもよいとされていた血圧。それが現在のように改められたのも、高血圧のメカニズムや人体への悪影響を研究してきた人々の努力の賜物《たまもの》といえるでしょう。

## 安全寄りの基準の一例(成人男性の場合)

**(現在の基準)**

△

| | |
|---|---|
| 血圧(外来) | 140/90mmHg |
| 塩分摂取量(日) | 8グラム |
| 推定エネルギー必要量(日) | 2450キロカロリー(＊) |

↓

**(安全寄りの基準)**

○

| | |
|---|---|
| 血圧(外来) | 130/85mmHg未満 |
| 塩分摂取量(日) | 6グラム |
| 推定エネルギー必要量(日) | 2200キロカロリー |

ほかにも、悪玉コレステロール(LDLコレステロール)の値や血糖値、尿酸値など自身が気になるものについて、安全よりの基準を設けてみるのも一法。

(＊)厚生労働省の「日本人の食事摂取基準(2015年版)」より。50〜69歳の男性(活動レベルが、低い、普通、高いという3段階のうちの普通の人)の「推定エネルギー必要量」。

同様に、塩分摂取量の目安が、厚生労働省によって2015年から引き下げられた（男性で一日9グラムから8グラム、女性で7・5グラムから7グラム）こともすでに述べたとおりです。高血圧の要因はさまざまですが、過剰な塩分摂取がもっとも大きい原因ということがわかってきたことが背景にあります。

今後、外来での正常血圧の値や一日の塩分摂取量の目安がさらに下がることもあるかもしれません（実際、WHOが奨める塩分摂取量の目安は一日5グラムと日本より低い）。

とはいえ、一般の人々がつねに最新の医学ニュースなどを目にし熟知しておくことは難しいかもしれません。そこで、「基準よりやや低め」の安全寄りの数値を自身の目標値にしておくことが理想です。

再三指摘したように、私が患者さんに奨める一日の塩分摂取量の目安は、最低でも6グラム未満。理想は一日4～5グラム以下です。

たとえ厚労省が8グラムといっていても、この程度では血圧は下がりませんので、過去の経験上「さらに少ないほうが望ましい」ことを痛感しているからです。

みなさんも、自分なりの基準を「安全寄り」に決めてみてはいかがでしょう。

# 6章

# 知っておきたいクスリの基礎知識

## よく用いられる5つの降圧薬

最終的にはクスリをやめるのがこの本の目標ですが、いきなりやめるのは危険であること、またやめられない人もいらっしゃるので、この章では、高血圧を治療するクスリの基礎知識と飲む際の注意などについて押さえておきましょう。

医療技術と同様、降圧薬も進化を続けています。専門的な話をしてもしようがないので、以下、ごく基本的なことを中心に述べます。

現在、医療機関で使われている主要な降圧薬は次の5種類です。

①ＡＣＥ（アンギオテンシン変換酵素）阻害薬
②カルシウム拮抗薬
③ベータ遮断薬（アルファ遮断薬を含む）
④利尿薬
⑤ＡＲＢ（アンギオテンシンⅡ受容体拮抗薬）

## ①ACE（アンギオテンシン変換酵素）阻害薬

アマゾンの奥地の蛇の毒の研究から生まれたACE（アンギオテンシン変換酵素《へんかんこうそ》）阻害《そがい》薬《やく》は、日本で最初に治療薬として承認されました。比較的副作用の少ない、〝万能薬〟です。

具体的には、降圧効果のほか、心臓の血管や心機能を保護する働きがあります。

また、ACE阻害薬は、高インスリン血症の改善にも有効です。血糖値の上昇などで高インスリン血症が続くと、中性脂肪が増え善玉コレステロールが減って肥満につながるのですが、その予防効果も期待できるというわけです。

### ■副作用には注意が必要

ACE阻害薬は副作用の比較的少ないクスリですが、注意も必要です。

まず、腎機能の悪い人と妊婦には使用できません。

そのほかの人の場合では、服用によってセキが出ることがあります。私の経験では、およそ1割弱の人に、程度の差こそあれセキが出ます。副作用について薬剤師さんが熱心に「セキが出ます」と強調して説得したところ、こわくなって服用をやめてしまった患者さんもいます。

降圧効果や心保護効果を優先して、多少のセキはガマンしてもらいますが、麦門冬湯《ばくもんどうとう》という漢方薬を併用すると少し治まることもあります。しかし、不快であればほかの種類のクスリに変えることもあります。

ちなみに、セキが出やすいということと裏腹ですが、このクスリは、セキの誘発によってお年寄りなどが誤嚥性肺炎《ごえんせいはいえん》で亡くなりにくくなるという隠れた効果もあります。肺炎は日本人の死因の第3位というメジャーな病気なので、バカにはできません。

このほか、認知症予防効果もあるといわれていますので、高齢の方にはこのクスリがオススメかもしれません。

**②カルシウム拮抗薬**

ドイツで開発され、その後、日本などでも研究・進化が続いてきた降圧薬が、カルシウム拮抗薬《きっこうやく》です。

血管壁の筋肉細胞内へのカルシウムの流入を抑え、心臓の血管を広げてくれたり、不整脈を抑えたりする働きがあり、これまでに多くの人命を救ってきたクスリです。

当初は、一日に何度も飲む必要があったりしましたが、次第に改善され、現在では一日に1回ですむようになってきました。

以前はカルシウム拮抗薬を服用すると、動悸や頭痛、フラッシングといって顔が紅潮する、といった副作用が出ましたが、徐放錠《じょほうじょう》といってクスリの有効成分の血中濃度が徐々に上がる薬の登場で、これらの副作用はほとんどなくなりました。

ときに下肢のむくみ（浮腫）や歯肉の肥厚が見られることがあります。しかし、確実に血圧を下げるという点でこのクスリの右に出るクスリはあまりありません。

### ③ベータ遮断薬

ベータ遮断薬《しゃだんやく》は、心臓の収縮力（つまり血液を送り出すポンプの力）を適度にととのえ、脈をゆっくりにしてくれます。

そのため、狭心症の患者さんにも使えるうえ、今では心不全にも用いられています。また、高血圧だけでなく不整脈の治療などにも用いられます。

頭痛やセキといった副作用はありませんが、注意すべきことがあります。それは、ある程度、心臓の収縮率を抑制することと、気管支を収縮させてしまうことがあることです。

ぜん息の人がベータ遮断薬を用いるのは危険ですが、最近では気管への影響が少ないクスリも登場しています。

また、降圧薬では唯一貼付剤《ちょうふざい》が登場し、皮膚に貼ることができます（詳細は後述）。

## ④利尿薬

古くてなお使い勝手のよいのが利尿薬です。

尿には摂取した塩分の大半が排泄《はいせつ》されます。そのため、ナトリウム排泄とおしっこの量を増やすことで塩分の排出を促し、結果として血圧を安定させます。

副作用としては糖・脂質代謝に悪影響をおよぼしたり、高尿酸血症を起こし、尿路結石や痛風を発症させることがあるので注意が必要です。

しかし、これらの点に注意しつつうまく用いれば、下がりにくい高血圧の方には大変有効な治療薬となります。利尿薬の中にはカリウムを保持したり、逆に出したりする種類もあり、状態のよって使い分けます。

さらに利尿薬は、ほかの2タイプのクスリと足し合わせて利用されることもあります（詳細は後述）。

### ⑤ＡＲＢ（アンギオテンシンⅡ受容体拮抗薬）

先述のＡＣＥ（アンギオテンシン変換酵素）阻害薬では、セキが出るという副作用がありました。このセキが出ないように改良し、しかも心臓も同時に保護する「ＡＲＢ（アンギオテンシンⅡ受容体拮抗薬）」という種類のクスリが新たに開発されました。

ＡＲＢは、比較的軽症の高血圧の人に向くクスリです。副作用がほとんどない反面、降圧効果が弱い欠点がありました。しかし、最近では比較的早く、よく効くＡＲＢが発売され、カルシウム拮抗薬におとらない効果が出ています。

## 血管を広げ、心臓の働きをととのえ、排尿を促す

ここで、降圧薬をそのタイプ（作用・機能）別に分類してみましょう。

①血管を広げる
②心臓の働きを抑える
③排尿を促す

大きく分けて、この3つのタイプがあります。

心臓や血管を水道の蛇口とホースにたとえればわかりやすくなります。

血圧を下げるには、まずホース（ホース内腔）を広げてやればよいのです。庭の植木に水をやるとき、ホースの先端をつまめば内腔が狭まり、水圧は高まり水は遠くまで届きます。これはいわゆる動脈硬化などが進んで、血管が狭まって血圧が上昇している状態です。

このホースをゆるめて（広げて）やることで水流（つまり血圧）は弱く安定するのです。勢いよく出ている水道の蛇口そのものを、閉めることも血圧低下につながります。

ホース内側の面積が変わらずに、単純に流れる水の量が減るのですから、ホースにかかる圧は減少するわけです。

前項で述べたクスリにあてはめると、ACE阻害薬、カルシウム拮抗薬、ARBはホース（血管）を広げるタイプのクスリです。

一方、ベータ遮断薬は蛇口の栓を閉めて、水の量（つまり血液の量）を抑えるタイプのクスリです。

余談になりますが、スポーツのドーピング検査では、利尿薬とベータ遮断薬は禁止薬物に指定され、競技スポーツ時には使えません。

## 降圧薬の副作用を、合剤の活用で最低限に抑える

降圧薬は改良を加えられ、副作用も徐々に減ってきました。

それでも、すでに述べたセキ、頭痛、顔の紅潮、気管支の収縮といった副作用が出ることがあります。

こうした副作用を、複数の種類のクスリを適度に組み合わせた「合剤《ごうざい》」にすることで緩和することもできます。合剤とは、いわば異なる種類のクスリの、いいところを合わせて合体させたクスリです。

合剤を用いることで、一般にクスリの費用（薬価）や副作用も抑えられ、服用回数も減らせることになります。

また合剤は、特定のクスリの至らない部分を補ってくれることもあります。

その代表的なものが次に挙げる、ＡＲＢ（アンギオテンシンⅡ受容体拮抗薬）に、先述した利尿薬を少し足した合剤です。

利尿薬の成分を足すことで、降圧効果をさらに高めることができます。このほか、ＡＲ

Bとカルシウム拮抗薬の合剤は、より強力な降圧効果と臓器保護作用が得られます。

合剤にすれば2種類のクスリをひとつずつ飲む面倒もありません。


このように合剤にはさまざまなメリットがあります。そのため、高血圧の治療現場でもよく処方されるようになってきました。

## ■クスリの服用については医師とよく相談しよう

このような代表的なクスリのほか、さまざまな降圧薬が現在用いられています。また、たとえばACE阻害薬の中にも、さまざまなメーカーのさまざまな製品があります。

それぞれによって効果や副作用は異なります。

そのため、クスリを選ぶ（あるいは変える）際には、くれぐれも医師とよく相談することが必要です。

とくに注意しておくべきは、妊婦さんです。

妊婦さんは高血圧症候群で体がむくみ、高血圧になることがあるからです。このような治療時には「ヒドララジン」という血管拡張薬やアルファメチルドーパというクスリを用います。最近では、ヨーロッパでは使用され、日本では禁忌といわれていたカルシウム拮抗薬も用いられるようになってきました。

しかし、妊婦さんや妊娠の可能性のある方は絶対にACE（アンギオテンシン変換酵素）阻害薬とARB（アンギオテンシンⅡ受容体拮抗薬）は服用しないでください、なぜなら服用により障害をもった子どもが生まれる可能性があるからです。

## グレープフルーツをクスリの服用前にとってはいけないワケ

降圧薬（とくにカルシウム拮抗薬）にもいわゆる〝飲み合わせ〟があって、注意が必要です。

代表例がグレープフルーツです。グレープフルーツに多く含まれるポリフェノールの成分が、クスリの分解を遅らせ、効きすぎてしまうからです。

朝の起床後、排尿をすませ、水分をとってから降圧薬を飲む前に家庭血圧を測るのが理想、と述べてきました。

口にする水分は水や白湯《さゆ》、お茶などなら問題ありませんが、たとえば果汁100%、ストレートタイプのグレープフルーツジュースを飲んだり、グレープフルーツを食べると、クスリが効きすぎてしまい、危険です。

なお、果物類の中では、グレープフルーツのみが〝飲み合わせ〟にあたると考えられ、ほかの果物にはさほどナーバスになる必要はないでしょう。

ほかでは、ハーブ類にも注意が必要です。

具体的には、「セント・ジョンズ・ワート」と呼ばれるセイヨウオトギリソウのハーブ類やその抽出物です。

降圧薬だけでなく、たとえば強心剤を服用している人の場合も、飲み合わせになることがあり、クスリが効かなくなることがあり、要注意です。また、クスリとセント・ジョンズ・ワートを併用すると、クスリの効きが弱くなる恐れがあります。

セント・ジョンズ・ワートは、国内ではハーブとして市販されているほか、抽出物がサプリに含まれることもあります。また、国内外でうつ病や不安障害の治療薬としても用いられています。

降圧薬を飲んでいる人で、ハーブティーや各種のサプリなどを服用している場合は、セント・ジョンズ・ワートの抽出物が含まれていないか、一度確認してください。

そして、独自に判断するのではなく、医師や薬剤師によく相談してみてください。

## 知ってた？ ジェネリック（後発薬）と先発薬がちがうクスリだと！

増え続ける社会保障費を抑えるためもあり、国はジェネリック医薬品（後発医薬品）の普及を進めています。

ジェネリック医薬品とは、大手製薬メーカーなどが開発した新薬（先発医薬品）の特許期間（20年など）が切れた後、別のメーカーが製造・販売するクスリのことです。

新薬を開発したメーカーの「物質特許」「用途特許」が切れることで、後追いをするメーカーは莫大な開発費をかけずに、〝主成分〟を同じくする後発薬を開発できる。そのため、ジェネリックは価格が安くなり、それが患者さんにとっても国にとってもメリットになると考えられています。

しかし、ジェネリックにも問題があることを知っておいてほしいのです。

というのも、主成分に関する情報は後発メーカーも知ることができる反面、「製法」などに関する情報は明らかにされていませんし、クスリのコーティングに用いる成分なども、先発薬と後発薬では異なります。

降圧薬に関しても、事情は同じです。

たとえばある先発薬と後発薬では、コーティングの成分などが異なることから、クスリの溶け方（溶けるスピード）が異なります。そのことから、薬効の持続時間や副作用の出方まで変わってしまうのです。

そもそも、膨大な動物実験や臨床研究などを経て薬効や副作用を長年にわたって調べている先発薬と異なり、後発薬は効果も副作用もまったく調べていません。そのぶん、薬価が安いのです。

誤解を恐れずにいえば、両者はただ「主成分が同じ」と考えられているだけで、副作用も効果もまったく別物のクスリなのです。われわれの病院で最近、先行薬品からジェネリック薬品に変更したとたんショックを起こした事例が発生しました。そこで、先行薬品に戻したら治りました。

降圧薬でジェネリックを用いる際にも、服用するときには注意してください。

これまで飲んでいた先発薬を、医師や薬剤師と相談して、ジェネリックに切り替えることもあるでしょう。その際、クスリの効き目や副作用がどうか、毎日の血圧測定や「おくすり手帳」（後述）の活用で、よく把握しましょう。

もしも問題が生じるようなら元のクスリに戻すといった判断もあるかもしれませんし、問題がなければ費用優先で使い続けてもよいかもしれません。

## 錠剤が苦手な高齢者には、顆粒や貼り薬があります

ところで、一般に加齢とともに、クスリ（錠剤）を飲むのが困難になることがあります。とくに横になる時間が増えているお年寄りなどは、嚥下困難《えんげこんなん》があり、普段の食事でも食材を細かく砕いた後に形を整えたりする「嚥下食」を利用している人もいます。

このような患者さんに、毎朝や一日に2回など、降圧薬の錠剤を処方するのはある意味不親切でしょう。

そこで、錠剤よりは飲みやすい顆粒タイプの降圧薬も登場しています。

また、今のところ入院患者さん向けですが、注射タイプの降圧薬もあります。

画期的なところでは、先述したように貼り薬（貼付剤）が登場しました。

原則として一日1回、胸や背、上腕などに貼るだけで24時間、降圧してくれるというものです。使用の際は、かぶれや皮膚の炎症が起こることもあるため、貼る場所をこまめに変えるよう指導しています。

これなら、錠剤や顆粒が飲めない、飲みにくいという患者さんにも使いやすいのです。ただし、降圧薬の貼付剤は、今のところ前述の「ベータ遮断薬」（ビソプロロールフマル酸塩のみ）にしかありません。先に述べたように、ベータ遮断薬は心臓のポンプの働きを整え、心臓から送り出される血液自体を制御するものです。

脈を抑えるため、狭心症の発生も抑えてくれます。そのため心臓に問題があるような患者さんには有効なクスリとなります。

気管支を収縮させる作用は比較的弱いので、ぜん息の人も使用することができます。ただし、注意深く使用しましょう。

ベータ遮断薬の貼付剤を利用したいと思っても、自身の症状や持病に合うものかどうか確認が不可欠です。そのため、医師とよく相談する必要があります。

# 「おくすり手帳」はみなさんの宝物

みなさんは「おくすり手帳」をお持ちでしょうか？

1990年代から個々の医療機関や調剤薬局のサービスとしてはじまり、2000年には国の制度となった「おくすり手帳」とは、自分が使っている（使ってきた）クスリの名前や量、飲んだ日数、使用法などを記録できる手帳です。

手帳には、調剤日、調剤薬局名、処方せん発行医療機関名、薬剤名、薬剤の用量・用法、日数、ジェネリック医薬品か否かなどの処方内容が記載されます。

同時に、副作用歴やアレルギー歴、主な既往症などを患者本人が独自に書き込むこともできます。

「おくすり手帳」をきちんと1冊にまとめ（人によっては管理がおざなりで、複数の薬局から何冊も発行を受ける人もいる）、過去の処方歴をきちんと管理しておくことが患者さんにとっての財産になります。

というのも、複数の医療機関や同一の医療機関で別の診療科にかかるとき、過去に服用したクスリの歴史（履歴）が一目瞭然だからです。プロの医師や薬剤師がこの手帳を目にすることで、起こるかもしれない副作用や飲み合わせを防止することができます。

診察する側にとって、患者さんの背景はとても大切なのです。

また、こうした手帳をしっかりと管理しておくことで、患者さん側の心の安心にもつながります。

## ■もしもの災害が起こったときの準備をしておこう

事実、東日本大震災などでは、この「おくすり手帳」が役立った例が多々あります。

複雑な名前のクスリを、それも複数種類飲んでいる患者さんにとって、クスリの名前や容量をいちいち記憶しておくことは大変です。

仮に自宅から離れた避難所にいても、この手帳を災害時の携行バッグに入れておけば、医療体制のバックアップが出来次第、必要なクスリを手に入れやすくなるのです。

また、ドラッグストアで市販薬を買うときも、手帳が役立ちます。薬剤師さんに相談することで、飲み合わせや副作用を減らすこともできるからです。

近年では、製薬会社や薬剤師会が、おくすり手帳の電子化も進めています。クラウドなどにデータをバックアップしておけば、火事などにあっても安心というわけです。

紙でも電子でも使い勝手のよいほうでかまわないので、一人1冊、「おくすり手帳」を設けてしっかりと管理しておきましょう。

一家に1台、血圧計！

一人1冊、「おくすり手帳」！

# おわりに　今日からはじめる降圧・減塩マナー

高血圧について、さまざまな視点から見てきました。

いかがでしょう?

高血圧を放置することの怖さを実感いただけたのと同時に、必ずしもクスリに頼らなくても血圧を下げて安定させることが可能だ、ということをおわかりいただけたのではないでしょうか。

ご自身だけでなく、家族や知人にも高血圧予防のことを教え、一人でも多くの人が前向きな降圧と血圧管理、日々の減塩に取り組んでいただければうれしい限りです。

ところで、本書中の随所に、秀逸(?)なダジャレがあるのを見ていただけたでしょうか。

健康書に不適切な!　などと思わないでください。

深呼吸やリラックスは、血圧を下げる手軽かつ効果的な方法です。じつは私のダジャレも、その一環のつもりなのです。

ややもすれば難しくなってしまう講演や著作の記述に、時おり意識してダジャレを入れ込むことで、私だけでなく読者や聴衆のみなさんもホッと一息つけると思うのです。それが心身の緊張やコリをほぐし、ひいては血圧の安定にもつながると思います。

もちろん、独自に工夫を凝らした日々の減塩大作戦や運動習慣も大切です。けれども、難行のような捉え方をしていては、決して長続きしません。

ダジャレでもなぞなぞでもバカ話でもよいので、日々の降圧や減塩の試みの中に、「ホッと一息」つける時間帯を意識して設けてみてください。

それが長続きの秘訣《ひけつ》にもなるはずです。

以下は、私の講演や過去の著作でも紹介したことがある「標語」です。元はといえば、『渡辺式　血圧を低下音頭』(これも一つの遊び心からです!)という自ら作詞・作曲・販売もした楽曲に含まれていた一節です。

「血圧を低下（けつあつをていか）」

**け**　けっしてタバコは吸いません

**つ**　強い血管つくりましょう

**あ**　熱いお湯には入りません。寒い思いもいたしません。

**つ**　常に気分をリラックス

**を**　お酒はいつも控えめに

**て**　適度な塩分、たっぷり野菜

**い**　いつでも歩いて出かけましょう

**か**　快眠、快便、腹八分

気に入っていただけたなら、どうかトイレや毎朝血圧を測る血圧計の近くにでも張り出してみてください。あるいは、「減塩大作戦（げんえんだいさくせん）」など、別の文字で標語をつくり、楽しむこともできそうです。

私もこれからも降圧と減塩に励みますので、みなさんもぜひ一緒にがんばりましょう。

クスリを飲まずに、血圧を下げる方法

二〇一六年四月二七日　第一版　第一刷
二〇一六年五月二〇日　第一版　第二刷

著　者……………………渡辺尚彦
発行者……………………後藤高志
発行所……………………株式会社　廣済堂出版
〒一〇四―〇〇六一　東京都中央区銀座三―七―六
電　話　〇三―六七〇三―〇九六四（編集）
　　　　〇三―六七〇三―〇九六二（販売）
ＦＡＸ　〇三―六七〇三―〇九六三（販売）
振　替　〇〇一八〇―〇―一六四一三七
URL　http://www.kosaido-pub.co.jp

装　丁……………………盛川和洋
印刷所
製本所……………………株式会社　廣済堂

ISBN978-4-331-52008-6 C0295

健康人新書

# その腰・肩・ひざの痛み治療はまちがっている！

加茂淳

話題のトリガーポイント療法について、自分でもできるよう詳しく書かれている一冊。腰痛、首痛、ひざ痛など……ツライ痛みが消えないあなたに、最新の知識と自宅でできるアドバイスをご紹介。

ISBN978-4-331-51988-2　定価：本体800円＋税

# 絶糖生活のはじめ方

西脇俊二

著者もわずか3カ月で17キロのダイエットに成功！　絶糖生活の具体的メニューや、絶糖でガンや糖尿病などを克服した症例もご紹介。ハードな絶糖からゆるやかなものまで、この本を読めば実践できる。

ISBN978-4-331-51998-1　定価：本体800円＋税

健康人新書

# 認知症介護を後悔しないための54の心得

工藤広伸

ブログでのべ80万回以上読まれた、「認知症の介護術」を公開！「なぜ、呼び寄せではなく別居介護なのか？」「認知症の人が最期まで衰えない能力とは？」「同じことを繰り返された時の対処法とは？」など。

ISBN 978-4-331-51973-8
定価：本体800円＋税

# 糖尿病になっても100歳まで長生きできる

牧田善二

糖尿病専門医しか知らない、正しい検査・治療を受けて、元気に生きるための〝35の知恵〟。36年にわたり多くの患者を診てきた著者が、実際に糖尿病医療に携わっている医者ですら知らないさまざまな情報を公開。

ISBN978-4-331-51989-9
定価：本体800円＋税